Mit freundlicher Empfehlung

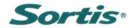

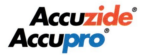

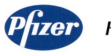 Herz-Kreislauf-Kompetenz

Endothelfunktion und kardiovaskuläre Erkrankungen

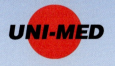

UNI-MED Verlag AG
Bremen - London - Boston

Drexler, Helmut:
Endothelfunktion und kardiovaskuläre Erkrankungen/Helmut Drexler und Ulf Landmesser.-
2. Auflage - Bremen: UNI-MED, 2003
(UNI-MED SCIENCE)
ISBN 3-89599-732-3

© 2000, 2003 by UNI-MED Verlag AG, D-28323 Bremen,
International Medical Publishers (London, Boston)
Internet: www.uni-med.de, e-mail: info@uni-med.de

Printed in Germany

Das Werk ist urheberrechtlich geschützt. Alle dadurch begründeten Rechte, insbesondere des Nachdrucks, der Entnahme von Abbildungen, der Übersetzung sowie der Wiedergabe auf photomechanischem oder ähnlichem Weg bleiben, auch bei nur auszugsweiser Verwertung, vorbehalten.

Die Erkenntnisse der Medizin unterliegen einem ständigen Wandel durch Forschung und klinische Erfahrungen. Die Autoren dieses Werkes haben große Sorgfalt darauf verwendet, daß die gemachten Angaben dem derzeitigen Wissensstand entsprechen. Das entbindet den Benutzer aber nicht von der Verpflichtung, seine Diagnostik und Therapie in eigener Verantwortung zu bestimmen.

Geschützte Warennamen (Warenzeichen) werden nicht besonders kenntlich gemacht. Aus dem Fehlen eines solchen Hinweises kann also nicht geschlossen werden, daß es sich um einen freien Warennamen handele.

UNI-MED. Die beste Medizin.

In der Reihe UNI-MED SCIENCE werden aktuelle Forschungsergebnisse zur Diagnostik und Therapie wichtiger Erkrankungen "state of the art" dargestellt. Die Publikationen zeichnen sich durch höchste wissenschaftliche Kompetenz und anspruchsvolle Präsentation aus. Die Autoren sind Meinungsbildner auf ihren Fachgebieten.

Vorwort und Danksagung

Aufgrund der raschen Entwicklung auf dem Gebiet der Endothelfunktions-Forschung wird bereits drei Jahre nach Erscheinen eine Neuauflage für das Buch "Endothelfunktion und kardiovaskuläre Erkrankungen" erforderlich. Insbesondere haben zahlreiche Untersuchungen der letzten Jahre auf eine prognostisch wichtige Bedeutung der Endotheldysfunktion auch bei Patienten mit koronarer Herzerkrankung und deren Risikofaktoren hingewiesen, was das Interesse am Verständnis der zugrunde liegenden Mechanismen der Endotheldysfunktion und der möglichen therapeutischen Beeinflussung weiter verstärkt hat. Die Endothelfunktion scheint offensichtlich ein sehr gutes "Barometer" für die vaskuläre Gesundheit zu repräsentieren.

Als effektive therapeutische Interventionen, die über mehrere Mechanismen die Endothelfunktion bei Patienten mit Koronarsklerose oder deren Risikofaktoren verbessern können, haben sich insbesondere ACE-Hemmer und Statine erwiesen. Die "Endothel-protektiven" Effekte dieser Therapie-Prinzipien sind sehr wahrscheinlich an dem prognostisch günstigen Effekt der ACE-Hemmer bzw. Statine bei Patienten mit erhöhtem Risiko für kardiovaskuläre Ereignisse beteiligt (wie in der HOPE- oder Heart-Protection-Studie).

Wir sind dem UNI-MED Verlag für die Unterstützung bei der gemeinsam erarbeiteten Neuauflage sehr zu Dank verpflichtet und hoffen, dem Leser eine interessante Lektüre an die Hand zu geben.

Hannover, im Mai 2003   *Ulf Landmesser und Helmut Drexler*

Autoren

Herausgeber
Prof. Dr. Helmut Drexler
Abteilung Kardiologie und Angiologie
Medizinische Hochschule Hannover
Carl-Neuberg-Str. 1
30625 Hannover

Dr. Ulf Landmesser
Abteilung Kardiologie und Angiologie
Medizinische Hochschule Hannover
Carl-Neuberg-Str. 1
30625 Hannover

Autoren
Prof. Dr. Hermann Haller
Abteilung Nephrologie
Medizinische Hochschule Hannover
Carl-Neuberg-Str. 1
30625 Hannover

Priv.-Doz. Dr. Burkhard Hornig
Abteilung Kardiologie und Angiologie
Medizinische Hochschule Hannover
Carl-Neuberg-Str. 1
30625 Hannover

Inhaltsverzeichnis

1.	**Einführung**	**12**
1.1.	Literatur	16
2.	**Rolle des Endothels für die Regulation des Gefäßtonus**	**18**
2.1.	Physiologische Regulation des Gefäßtonus durch EDRF/NO	18
2.2.	Regulation des Gefäßtonus durch die induzierbare NO-Synthase	20
2.3.	Regulation des Gefäßtonus durch andere endothelabhängig produzierte Faktoren	20
2.4.	Bestimmung der Endothel-abhängigen Dilatation am Patienten	21
2.5.	Literatur	23
3.	**Andere Funktionen des Endothels**	**26**
3.1.	Endothel und Zelladhäsion	26
3.2.	Endotheliale Permeabilität	27
3.3.	Weitere Funktionen des Endothels	29
3.4.	Literatur	30
4.	**Endotheldysfunktion**	**34**
4.1.	Literatur	35
5.	**Endotheldysfunktion, Progression der Arteriosklerose und Prognose**	**38**
5.1.	Experimentelle Untersuchungen	38
5.2.	Klinische Beobachtungen	39
5.3.	Literatur	42
6.	**Arterielle Hypertonie**	**46**
6.1.	Molekulare Mechanismen der gestörten Endothelfunktion	46
6.2.	Literatur	48
7.	**Risikofaktor Rauchen**	**52**
7.1.	Grundlagen	52
7.2.	Literatur	54
8.	**Hypercholesterinämie**	**56**
8.1.	Grundlagen	56
8.2.	Mechanismen der Endotheldysfunktion bei Hypercholesterinämie	57
8.2.1.	Vermehrte Inaktivierung von NO	57
8.2.2.	Verminderte endotheliale NO-Synthese	58
8.3.	Funktionelle Bedeutung der Endotheldysfunktion bei Hypercholesterinämie	59
8.4.	Möglichkeiten der therapeutischen Beeinflussung der Endotheldysfunktion bei Hypercholesterinämie	59
8.5.	Literatur	61

9. Risikofaktor Diabetes mellitus — 66
9.1. Literatur — 68

10. Endotheldysfunktion bei koronarer Herzkrankheit — 72
10.1. Funktionelle Konsequenzen der beeinträchtigten NO-Verfügbarkeit in Koronararterien — 74
10.2. Endothelfunktion in der koronaren Mikrozirkulation — 76
10.3. Mechanismen für die Entwicklung der Endotheldysfunktion — 76
10.4. Literatur — 78

11. Homozystein und Endothelfunktion — 82
11.1. Grundlagen — 82
11.2. Pathomechanismen — 82
11.3. Therapeutische Konsequenzen — 83
11.4. Literatur — 83

12. Syndrom X — 86
12.1. Angina pectoris und normale Koronararterien — 86
12.2. Klinische Relevanz — 88
12.3. Literatur — 90

13. Chronische Herzinsuffizienz — 92
13.1. Grundlagen — 92
13.2. Mechanismen der endothelialen Dysfunktion bei Herzinsuffizienz — 93
13.3. L-Arginin bei chronischer Herzinsuffizienz — 95
13.4. Abnormalitäten der glatten Muskulatur-Reaktion bei der chronischen Herzinsuffizienz — 96
13.5. Wichtige funktionale Implikationen für Patienten mit chronischer Herzinsuffizienz — 96
13.6. Literatur — 98

14. Therapeutische Interventionen zur Verbesserung der Endothelfunktion — 102
14.1. Lipidsenkung und Statin-Therapie — 103
14.2. Hemmung des Renin-Angiotensin-Systems — 107
14.2.1. Inhibitoren des Angiotensin-Konversions-Enzym (ACE-Hemmer) — 107
14.2.2. Angiotensin II-Typ 1-Rezeptor-Antagonisten — 110
14.3. Körperliches Training — 111
14.4. L-Arginin — 112
14.4.1. Antioxidantien — 113
14.4.2. Folsäure — 116
14.5. Ca-Antagonisten — 116
14.6. Nitrovasodilatatoren — 117
14.7. Östrogene — 118
14.8. Gentherapie — 119
14.9. Klinischer Stellenwert der Therapie der Endotheldysfunktion — 119
14.10. Literatur — 120

15.	**Nicht-invasive Früherfassung der Endotheldysfunktion**	**130**
15.1.	Literatur	132

	Index	**134**

Einführung

1. Einführung

Das Endothel, die entscheidenden Barriere zwischen Blutstrom und Gefäßwand, reguliert nicht nur Gefäßtonus und -struktur, sondern spielt auch eine zentrale Rolle für die Interaktion von Leukozyten mit der Gefäßwand sowie für die Homöostase von Thrombose und Fibrinolyse. Alle Gefäße des menschlichen Körpers sind durch Endothelzellen ausgekleidet (☞ Abb. 1.1).

> Alle Veränderungen im strömenden Blut - seien sie mechanischer Art, durch Konzentrationsänderungen vasoaktiver Substanzen und/oder metabolischer Faktoren - werden durch das Endothel wahrgenommen und als Reaktion in die Gefäßwand weitergeleitet. Das Endothel ist also nicht als eine passive Schicht anzusehen, die den Blutstrom von der Gefäßwand trennt, sondern greift aktiv in die Gefäßregulation ein und übernimmt dabei eine Vielzahl von Funktionen.

Das Endothel des menschlichen Körpers kann als großes endokrines Organ betrachtet werden

- mit dem ca. fünffachen Gewicht des Herzens
- mit der Fläche von mehreren Fußballplätzen und
- mit Produktion einer Reihe von vasoaktiven Peptiden und Hormonen

Die Bedeutung des Endothels rückte 1980 mit einer fundamentalen Beobachtung von Furchgott und Zawadski in besonderem Maße in den Blickpunkt der Kreislaufforschung inklusive der Pathophysiologie kardiovaskulärer Erkrankungen (1). Furchgott und Zawadski beobachteten, daß Gefäße unter Acetylcholin nur dann dilatieren, wenn das Endothel der Gefäße intakt ist. Sie zogen daraus den Schluß, daß das Endothel eine Substanz produzieren muß, dessen Freisetzung durch Acetylcholin stimuliert wird, während bei fehlendem oder geschädigtem Endothel eine Vasokonstriktion infolge direkter Wirkung von Acetylcholin am glatten Gefäßmuskel auftritt (☞ Abb. 1.2). Sie nannten diese Substanz "Endothel-derived relaxing factor" (EDRF) (1). Der **EDRF** wurde in der Folge als **Stickstoffmonoxid** (**NO**) identifiziert, das aus der Aminosäure L-Arginin in einer komplexen Reaktion über ein Enzym, die NO-Synthase, gebildet wird (☞ Abb. 1.3).

> In den 20 Jahren seit der Entdeckung dieses fundamentalen Mechanismus hat sich gezeigt, daß Stickstoffmonoxid (NO) neben seiner vasodilatatorischen Wirkung als genereller Botenstoff im Organismus zahlreiche Funktionen ausübt, weshalb NO 1992 zum "Molecule of the Year" des Science Magazine's gewählt wurde (1a).

Diese Beobachtungen haben sich als sehr befruchtend für die Erforschung der Physiologie und Pathophysiologie von vaskulären Erkrankungen in der Klinik erwiesen und zu neuen vielversprechenden klinisch-therapeutischen Konzepten geführt.

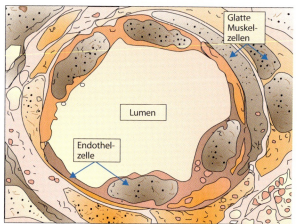
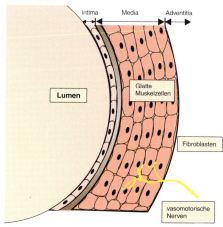

Abb. 1.1: Bau von Gefäßwand und Endothel.

In der Tat ist die Erforschung der Bedeutung von NO für die Regulation des Gefäßtonus einer Untersuchung am Patienten zugänglich, und bei kardiovaskulären Erkrankungen ist diese Regulation gestört.

> Wir können davon ausgehen, daß eine globale oder selektive Schädigung der Endothelfunktion weitreichende Auswirkungen nicht nur für die Durchblutung, sondern auch für die Funktion der Organe hat. Insbesondere wird die Endothelfunktionsstörung heute als ein wichtiger Prozess in der Pathogenese und Progression der Atherosklerose angesehen.

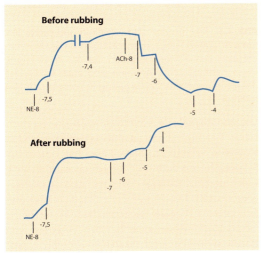

Abb. 1.2: Furchgott-Experiment (Nature 1980): Nach Auslösung einer Kontraktion an einem isolierten Gefäßring mit Noradrenalin (NE, Anstieg der Kurve nach oben) wird Acetylcholin (ACH) verabreicht und führt bei intaktem Endothel zur Erweiterung des Gefäßringes (**before rubbing**, obere Kurve, Kurvenabfall nach unten, dosisabhängig 10^{-8}-10^{-4}). Nach Entfernung des Endothels (**after rubbing**, untere Kurve) führt ACH zur weiteren Vasokonstriktion (Anstieg der Kurve).

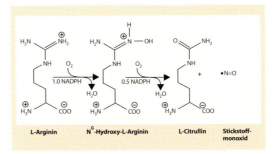

Abb. 1.3: Schritte der NO-Synthese.

NO-Synthasen

Es existieren 3 **Isoformen der NO-Synthase (NOS)**

- eine **NOS I**, die primär im Nervengewebe nachgewiesen wurde (auch neuronale NOS genannt)
- eine **NOS II**, die durch eine Reihe von Faktoren wie LPS oder Zytokine in vielen Zelltypen induzierbar ist, aber normalerweise nicht oder nur extrem gering exprimiert ist und
- die **NOS III**, die insbesondere im Endothel gebildet wird (aber auch in anderen Zellen wie z.B. Kardiomyozyten oder Blutplättchen)

Die derzeitige Klassifizierung der NO-Synthasen war abhängig von der Beobachtung, daß die Enzyme im Gehirn und im vaskulären Endothel konstitutiv exprimiert sind und durch Calcium und Calmodulin aktiviert werden, wohingegen eine Isoform induzierbar und Calcium-unabhängig ist. Alle 3 Enzyme haben dennoch Calmodulin-bindende Sequenzen (2), und Calmodulin ist fest gebunden an die induzierbare Isoform.

> Während die NOS II unter pathophysiologischen Bedingungen (u.a. Auseinandersetzung mit Infektionen) erst gebildet wird, sind die NOS I und III permanent im Nervengewebe bzw. Endothel exprimiert.

Aber auch die Expression und Aktivität der endothelialen NO-Synthase unterliegen einer substantiellen Regulation. Scherkräfte, die am Endothel wirken, aber auch andere Stimuli wie Proteinkinasen (PKC, Akt; 3,4) führen über eine Kaskade von Signalkaskaden (5) und Phosphorylierung zur Modulation von Expression und Aktivität der endothelialen NO-Synthase (6).

Verfügbarkeit von NO *in vivo* haben (7; ☞ Abb. 1.5).

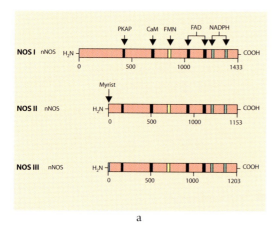

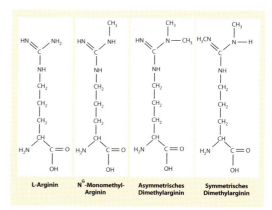

Abb. 1.5: Die Struktur von L-Arginin und methylierten L-Arginin Analoga, die als Inhibitoren der NO-Synthase wirken (Folge: Inhibition der NO-Produktion). Diese methylierten L-Arginine sind auch im Plasma des gesunden Menschen in geringen Konzentrationen meßbar.

Die endotheliale NO-Synthase wird (klassischerweise) Calcium-abhängig aktiviert, entweder über Rezeptor vermittelte Signalkaskaden oder über Scherkräfte am Endothel. Allerdings wurden auch Calcium- unabhängige Aktivierungswege nachgewiesen (4,8). Die endotheliale NO-Synthase und NO spielen neben der wichtigen Bedeutung für die Gefäß-Homöostase auch bei der Funktion von Kardiomyozyten und Skelettmuskelzellen eine wichtige Rolle, wie z.B. als Modulator des zellulären Sauerstoffverbrauchs (10,11), bzw. bei der Regulation der Rezeptor-vermittelten Steigerung der Kontraktilität des Kardiomyozyten (12,13).

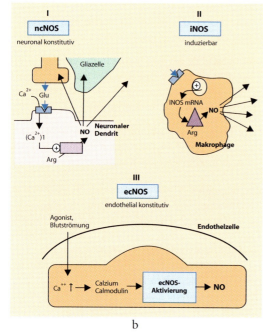

Abb. 1.4a+b: **a**: Struktur der 3 prinzipiellen NO-Synthasen (NOS): **NOS I**: nNOS (neuronal), **NOS II**: iNOS (induzierbar), **NOS III**: eNOS (e steht für endothelial, obwohl die eNOS auch in anderen Geweben, beispielsweise Kardiomyozyten exprimiert wird). **PKAP**: Phosphorylisierungs-Sequenz, **CaM**: Calmodulinbindungs-Sequenz, **FMN**, **FAD**, **NADPH**: Bindungssequenzen für NADPH, FAD und FMN (Enzyme bzw. Co-Faktoren). **b**: Prinzipielle Mechanismen der Arbeitsweise der 3 NOS-Isoformen (Erklärung ☞ auch Text).

Die Produktion von NO durch die NOS kann durch L-Arginin-Analoga inhibiert werden, die z.T auch physiologischerweise im Serum und Gewebe nachweisbar sind und somit Einfluß auf die

> NO spielt auch eine fundamentale Rolle im Nervensystem als auch bei der Abwehrreaktion des Organismus (9).

Im zentralen Nervensystem wirkt **NO als Neurotransmitter**, der zahlreiche Funktionen einschließlich der Gedächtnisfunktion beeinflußt. In der Peripherie gibt es ein ausgedehntes Netzwerk von Nerven, früher schon als *nonadrenergic* bzw. *cholinergic* bekannt, die, durch NO-gesteuert, neurogen gastrointestinale, respiratorische und Urogenitaltrakt-Funktionen regulieren (9).

NO wird in großer Menge durch die induzierbare NO-Synthase (NOS II) bei *host defense* und immunologischen Reaktionen produziert. Da es in großen Mengen zytotoxische Eigenschaften besitzt (wahrscheinlich auch durch die Bildung von Peroxynitrit) und in aktivierten Makrophagen gebildet wird, spielt es eine Rolle bei der nichtspezifischen Immunität. Darüber hinaus ist es beteiligt an der Pathogenese von Prozessen wie dem **septischen Schock** und dürfte am hyperdynamischen Status der **Zirrhose** und bei **entzündlichen Prozessen** beteiligt sein (9).

Sowohl die konstitutive als auch die induzierbare NO-Synthase haben Bindungsstellen für NADPH, Flavin-Adenin-Dinucleotide und Flavin-Mononucleotide ebenso wie Phosphorylations Punkte (☞ Abb. 1.4a+b). Beide Typen der NO-Synthase benötigen Tetrahydrobiopterin als Kofaktor, und das Vorhandensein dieses Co-Faktor ist notwendig für die normale Aktivität der Enzyme. Ein Mangel an Tetrahydrobiopterin oder dem Substrat L-Arginin führt zur "Entkopplung" der NO-Synthase, daß heißt, das Enzym produziert Sauerstoffradikale wenn es aktiviert wird anstelle von NO, was unter pathophysiologischen Bedingungen eine Rolle zu spielen scheint (9a,b).

Auf molekularer Ebene werden durch NO zwei prinzipielle Wirkmechanismen unterschieden:

- die Reaktion mit Metallzentren von Molekülen wie z.B der Guanylat-Zyklase und
- die Reaktion mit Schwefel (Thiolgruppen) in Molekülen, die die Aminosäure Cystein enthalten (Nitrosylierung; 14; ☞ Abb. 1.6)

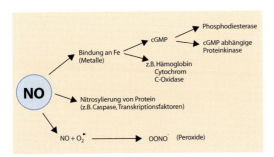

Abb. 1.6: Prinzipielle Wirkmechanismen von NO auf molekularer Ebene.

Die Guanylatzyklase wird durch NO stimuliert und steuert die Umwandlung von GTP zu cGMP, dem second Messenger von NO in vielen Zielorganen. In der Gefäßwand diffundiert NO aus dem Endothel an den glatten Gefäßmuskel, stimuliert dort die Guanylatzyklase; das ansteigende cGMP führt über Aktivierung von Proteinkinasen zur Relaxation des glatten Gefäßmuskels (☞ Abb.1.7).

Die Reaktion von NO mit Hämoglobin führt zur Inaktivierung von NO (Reaktion mit Oxy-Hb), ein Teil des NO wird aber auch an Hämoglobin gebunden (S-Nitroso-Hämoglobin und Nitrosyl-Hämoglobin). Die Reaktion von NO mit Cystein in Proteinen führt zur Modulation deren Aktivität, z.B. von Enzymen wie Caspasen, von Transkriptionsfaktoren wie jun C und D (14) oder Proteinen, welche die Ca^{2+}-Homöostase der Zelle beeinflussen (15).

> Die Nitrosylierung von Proteinen dürfte eine fundamentale Bedeutung im Organismus spielen und ein Prinzip der Signaltransduktion darstellen ähnlich wie die Phosphorylierung.

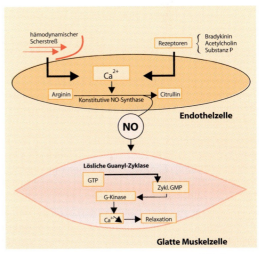

Abb.1.7: Das endotheliale L-Arginin-/NO-System. Schubspannung, durch Blutflußänderungen ausgelöst, oder Rezeptor-Agonisten wie Bradykinin stimulieren die Freisetzung von NO, welches durch die eNOS gebildet wird. NO diffundiert zur glatten Gefäßmuskulatur und führt zur Dilatation der glatten Gefäßmuskulatur über die lösliche Guanylzyklase und Bildung von cGMP.

> In den letzten Jahren konnte gezeigt werden, daß der Regulation von Gefäßtonus und -struktur durch NO (sowohl über cGMP als auch cGMP-unabhängig) sowie der Leukozyten- und Trombozytenadhäsion am Endothel große klinische Bedeutung zukommt.

In diesem Buch soll daher die Rolle des Endothels für die Gefäßbiologie besprochen werden und insbesondere die pathophysiologischen Konsequenzen der verminderten endothelialen NO-Verfügbarkeit bei Patienten mit kardiovaskulären Risikofaktoren bzw. Erkrankungen sowie die sich daraus ergebenden therapeutischen Möglichkeiten beleuchtet werden.

Wenn hier somit die klinische Bedeutung des aus dem Endothel bereitgestellten NO für Herz-Kreislauferkrankungen erörtert wird, so soll jedoch nicht außer acht gelassen werden, daß das Endothel eine Reihe weiterer wichtiger Funktionen ausübt, die in Koordination mit NO zur kardiovaskulären Homöostase beitragen (☞ Kapitel 3.).

1.1. Literatur

1. *Furchgott RF, Zawadski JV.* The obligatory role of endothelial cells in the relaxation of arterial smooth muscle by acetylcholine. Nature 1980; 288: 373-376

1a. *Koshland DE Jr.* The molecule of the year. Science 1992; 258:1861

2. *Förstermann U, Gath I, Schwarz P, Closs EI, Kleinert H.* Isoforms of nitric oxide synthase – Properties, cellular distribution and expressional control. Biochem Pharmacol 1995;50:1321-32

3. *Li H, Oehrlein SA, Wallerath T, Ihrig-Biedert I, Wohlfart P, Ulshofer T, Jessen T, Herget T, Forstermann U, Kleinert H.* Activation of protein kinase C alpha and/or epsilon enhances transcription of the human endothelial nitric oxide synthase gene. Mol Pharmacol 1998;53:630-7.

4. *Dimmeler S, Fleming I, Fisslthaler B, Hermann C, Busse R, Zeiher A.* Activation of nitric oxide synthase in endothelial cells by AKT-dependent phosphorylation. Nature 1999;399:601-5

5. *Fleming I, Busse R.* Signal transduction of eNOS activation. Cardiovas Res 1999;43:532-41

6. *Papatropoulos A, Rudic RD, Sessa WC.* Molecular control of nitric oxide synthases in the cardiovascular system. Cardiovasc Res 1999;43:509-20

7. *Vallance P, Leiper J.* Biological significance of endogenous methylarginines that inhibits nitric oxide. Cardiovas Res 1999;43:542-8

8. *Fleming I, Bauersachs J, Schafer A, Scholz D, Aldershvile J, Busse R.* Isometric contraction induces the Ca2+-independent activation of the endothelial nitric oxide synthase. Proc Natl Acad Sci 1999;96:1123-8

9. *Moncada S, Higgs A.* The L-arginine-nitric oxide pathway. N Engl J Med 1993;329:2002-12

9a. *Tiefenbacher CP.* Tetrahydrobiopterin: a critical cofactor for eNOS and a strategy in the treatment of endothelial dysfunction? Am J Physiol Heart Circ Physiol 2001; 280: H2484-8

9b. *Katusic ZS.* Vascular endothelial dysfunction: does tetrahydrobiopterin play a role? Am J Physiol Heart Circ Physiol 2001; 281: H981-6

10. *Shen, W, Xu X, Ochoa M, Zhao G, Wolin MS, Hintze TH.* Role of nitric oxide in the regulation of oxygen consumption in conscious dogs. Circ Res 1994;75:1086-95

11. *Ingwall JS, Kelly RA.* Nitric oxide, myocardial oxygen consumption, and ATP synthesis. Circ. Res. 1998;83:1067-68

12. *Balligand JL, Kelly RA, Marsden PA, Smith TW, Michel T.* Control of cardiac muscle cell function by an endogenous nitric oxide signaling system. Proc Natl Acad Sci 1993;90:347-51

13. *Riede UN, Förstermann U, Drexler H.* Inducible nitric oxide synthase in skeletal muscle of patients with chronic heart failure. J Am Coll Cardiol 1998;32:964-9

14. *Stamler JS.* Redox signaling: nitrosylation and related target interactions of nitric oxide. Cell 1994;78:931-6.

15. *Xu L, Eu JP, Meissner G, Stamler JS.* Activation of the cardiac calcium release channel (ryanodine receptor) by poly-S-nitrosylation. Science 1998;279:234-7

Rolle des Endothels für die Regulation des Gefäßtonus

2. Rolle des Endothels für die Regulation des Gefäßtonus

2.1. Physiologische Regulation des Gefäßtonus durch EDRF/NO

Die Identifizierung des Endothel-abhängigen Relaxing Faktors (EDRF) (1) als NO führte zu der Entdeckung eines Enzyms im Gefäßsystems, der **NO-Synthase**, die NO aus der Aminosäure L-Arginin bildet (2). Dieses Enzym ist in der gesunden Endothelzelle konstitutiv exprimiert, ist Calcium- und Calmodulin-abhängig und setzt Picomole von NO frei als Reaktion auf die Rezeptor-Stimulation bzw. auf Änderung des Blutflusses und somit der auf die Endothelzelle einwirkenden Schubspannung (3). Sowohl die Arginin-Analoga, wie z.B. L-NMMA, die als Inhibitoren der NO-Synthase wirken, als auch sog. Knockout-Mausmodelle, bei denen die NOS III, also die endotheliale Isoform der NO-Synthase ausgeschaltet wurde, haben die **Bedeutung von NO für die Regulation des Gefäßtonus** *in vivo* klar demonstriert. Im Mausmodell, in dem die endotheliale NO-Synthase ausgeschaltet ist, kommt es zu einem erhöhten arteriellen Blutdruck (3a), diese Tiere reagieren auf Gefäßverletzung mit verstärkter Intimaproliferation. Dies zeigt eine weitere Funktion von NO auf, die **Hemmung der Proliferation von glatten Gefäßmuskelzellen**. L-NMMA führt zur Vasokonstriktion und Anstieg des arteriellen Blutdrucks. Wird L-NMMA z.B. in die A. brachialis des Menschen infundiert, so fällt der Unterarmblutfluß um ca. 50 % (4; ☞ Abb. 2.1), bei systemischer Gabe von L-NMMA steigt der Blutdruck dosisabhängig.

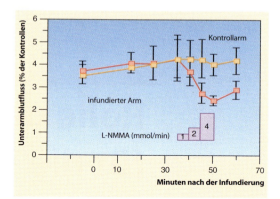

Abb. 2.1 Unterarmblutfluß und Einfluß von L-NMMA. Im infundierten Arm dosisabhängiger Abfall des Blutflusses um ca. 40-50 %, in Kontrollarm unveränderter Blutfluß (modifiziert nach 4).

Da L-NMMA keine eigene Konstriktor-Aktivität auf den glatten Gefäßmuskel hat und kein anderes System in der Gefäßwand beeinflußt, resultieren seine vasokonstriktiven Wirkungen vollkommen endothelabhängig aus der Hemmung der endogenen Synthese und Freisetzung von NO (3).

> Diese Beobachtungen führen zu dem Schluß, daß im Menschen ein physiologischer NO-abhängiger Vasodilatator-Tonus vorliegt, der für die Regulation des Blutflusses und des Blutdruckes essentiell ist, d.h. die kontinuierliche Freisetzung von NO aus dem Endothel hält die Gefäße in einem "erweiterten Zustand".

Dieses **endogene nitrovasodilatorische System** wird pharmakologisch imitiert bei der Therapie mit Nitraten, die im Körper (in der Gefäßwand) NO freisetzen. Die Reaktion von NO mit Eisen der löslichen Guanylatzyklase in den glatten Gefäßmuskelzellen erhöht die Konzentration des zyklischen GMP und führt so zur vaskulären Relaxation, analog zur Wirkungsweise von endothelial freigesetztem NO (5).

2.1. Physiologische Regulation des Gefäßtonus durch EDRF/NO

NO hemmt auch die Blutplättchen-Aggregation unter anderem durch einen cGMP abhängigen Mechanismus (5a) und reagiert mit Prostazyklin. Dieses wiederum hemmt die Aggregation der Blutplättchen durch Erhöhung ihrer Konzentrationen des zyklischen AMP (6).

Anders als Prostazyklin hemmt NO auch die Blutplättchen-Adhäsion. Darüber hinaus erzeugen die Blutplättchen selber NO über eine eigene NO-Synthase III, das als *negativ-feedback*-Mechanismus die Blutplättchen-Adhäsion hemmt. Deshalb könnte die Blutplättchen-Aggregation beim Menschen reguliert werden durch das in den Plättchen entstandene NO als auch durch NO und Prostazyklin, die vom vaskulären Endothel freigesetzt werden. Nitrovasodilatatoren können deshalb - in Kombination mit Prostazyklin oder vergleichbaren Substanzen - eine nützliche antithrombotische Therapie darstellen (6,7). NO hemmt auch die Interaktion der Leukozyten mit der Gefäßwand, u.a. indem es die Aktivierung der Leukozyten hemmt bzw. die Expression von Adhäsionsmolekülen inhibiert.

Die endothelabhängige, NO-vermittelte Relaxation ist in isolierten Gefäßringen von Arterien ausgeprägter als in Venen, was darauf hindeutet, daß Arterien mehr NO erzeugen als Venen (8,9). Dieser Unterschied könnte eine Erklärung darstellen für die Tatsache, daß Thoraxarterien-Grafts länger offen bleiben als Venengrafts.

Das Prinzip der **Regulation des Gefäßtonus durch das Endothel** wurde erstmals 1986 in der Klinik am Patienten getestet, indem Acetylcholin als Stimulator der endothelialen NO-Freisetzung intrakoronar infundiert wurde (10). Bei Individuen mit normalen Koronararterien wurde analog zum Furchgott-Experiment (☞ Abb. 1.2) eine Vasodilatation der Koronararterien angiografisch beobachtet (☞ Abb. 2.2).

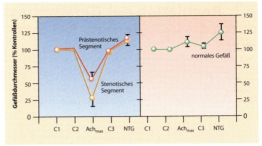

Abb. 2.2: Wirkung intrakoronar infundierten Acetylcholins (ACH) auf die Koronardiameter von normalen und gesunden Koronararterien. Nitroglycerin (NTG) dilatiert auch arteriosklerotische Gefäße. Dies zeigt, daß diese Gefäße sich prinzipiell auf NO erweitern können. Die Vasokonstriktion unter ACH zeigt, daß dieses nicht in der Lage ist, eine Freisetzung von NO aus arteriosklerotischen Gefäßen zu erreichen (modifiziert nach 10).

Dagegen kam es bei Patienten mit arteriosklerotischen Koronararterien zu einer Vasokonstriktion; d.h. wie am isolierten Gefäß im Furchgott-Experiment bewirkte Acetylcholin im arteriosklerotischen Gefäß eine Vasokonstriktion durch direkte Wirkung am glatten Gefäßmuskel. Daraus ist abzuleiten - und dies wurde an isolierten arteriosklerotischen Gefäß bestätigt - daß **arteriosklerotische Gefäße eine erheblich verminderte NO-Bioverfügbarkeit nach Stimulation durch Acetylcholin aufweisen.** Diese Testung der "Endothelfunktion" hat klinisch eine zunehmende Bedeutung erhalten und zur klinischen Erforschung der Endothelfunktion und deren funktionellen Bedeutung bei kardiovaskulären Erkrankungen geführt (☞ folgende Kapitel). Neben Acetylcholin wurden auch andere Stimuli eingesetzt bzw. L-Arginin-Analoga, die die NO-Synthese hemmen. Methylierte L-Arginin-Derivate, einschließlich NG-NG-Dimethyl-L-Arginin (asymmetrisches Dimethylarginin = ADMA), ein Hemmer der NO-Synthase, ist ebenso wie NG-Mono-Methyl-L-Arginin (L-NMMA) im menschlichen Plasma und im Urin vorhanden (☞ Abb. 1.5). Diese Verbindungen akkumulieren im menschlichen Plasma mit akuter Nierenerkrankung (11). Die Hemmung der NO-Synthase durch diese Verbindungen könnte - zumindest teilweise - zu hypertonen Blutdruckwerten bei schwerer Niereninsuffizienz beitragen.

2.2. Regulation des Gefäßtonus durch die induzierbare NO-Synthase

Die induzierbare Isoform der NO-Synthase kann in den Gefäßwänden durch bestimmte Zytokine, Endotoxine und Lipopolysaccharide induziert werden, z.B. bei Sepsis.

Diese Induktion geschieht sowohl in den endothelialen als auch in den glatten Muskelzellen. Dies führt zu einer vaskulären Relaxation, die weitgehend resistent ist gegenüber Vasokonstriktoren, kann jedoch experimentell durch die Behandlung mit Glucocorticoiden und Hemmern der NO-Synthase verhindert werden.

> Das durch die induzierbare NO-Synthase in großen Mengen freigesetzte NO ist verantwortlich für die Vasodilatation und die Resistenz gegenüber Vasokonstriktoren, die beim septischen Schock bzw. bei der Zytokin-Therapie eingesetzt werden.

Endotoxin induziert auch die NO-Synthase in Venen (12) und im Myo- und Endokard (13); eine erhöhte NO-Synthese durch dieses Enzym könnte deshalb am venösen pooling und der kardialen Dysfunktion beteiligt sein, die mit der Sepsis verbunden ist. Darüber hinaus ist die kardiale Dysfunktion der dilatativen Kardiomyopathie auch verbunden mit der Induktion dieses Enzyms (14).

Der hyperdyname Status der Zirrhose ist verbunden mit einer Vasodilatation, einer verminderten Reaktion auf Vasokonstriktoren und hohen Konzentrationen von Endotoxin im Kreislauf. Dieser hyperdyname Status dürfte u.a. Folge einer gesteigerten NO-Produktion durch die induzierbare NO-Synthase sein (15). Die Serumkonzentrationen der Nitrite und Nitrate, der oxidierten Metaboliten des NO, sind erhöht bei Patienten mit Zirrhose, insbesondere bei solchen mit dem hepatorenalen Syndrom, und diese Konzentration korrelieren mit dem Grad der Sepsis (16).

2.3. Regulation des Gefäßtonus durch andere endothelabhängig produzierte Faktoren

Neben EDRF/NO werden im Endothel weitere vasoaktive Substanzen gebildet bzw. zu aktiven Peptiden umgewandelt oder inaktiviert. Hierzu gehören

- Prostaglandine wie das Prostazyklin (17)
- vasokonstriktive Prostaglandine (unter pathophysiologischen Bedingungen)
- die Synthese und Freisetzung von Endothelin, einem im Endothel gebildeten Vasokonstriktor
- Angiotensin II, welches an der Endotheloberfläche durch das Angiotensin-Konversionsenzym (ACE) aus Angiotensin I durch Abspaltung von 2 Aminosäuren gebildet wird oder
- die Inaktivierung von Bradykinin, ebenfalls durch das ACE (☞ Abb. 2.3)

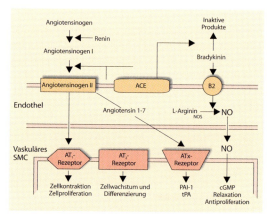

Abb. 2.3 Interaktion des Renin-Angiotensin-Systems mit dem L-Arginin-/NO-System. Über das Angiotensin-Converting-Enzym (ACE) wird Bradykinin inaktiviert, Bradykinin stimuliert über den B_2-Rezeptor die Freisetzung von NO. Es gibt auch Hinweise dafür, daß Ang II über den AT_2-Rezeptor und Kininogen, Kinine freisetzen kann, die dann NO stimulieren (Tsutsumi et al, J Clin Invest 1999)

Zwischen dem L-Arginin-/NO- und dem Endothelin-System bestehen Interaktionen (☞ Abb. 2.4), z.B. wird die Expression und Wirkung von Endothelin durch NO inhibiert. Endothelin setzt an der Endothel-Oberfläche über Endothelin B Rezeptoren NO frei, so daß es bei niedrigen Konzentrationen von Endothelin zunächst zur Vasodilatation kommen kann. Die Bedeutung von Endothelin für die Regulation des Gefäßtonus des Menschen konnte durch Anwendung spezifischer Endothelin-Rezeptor-Antagonisten gezeigt werden (18,19, 20).

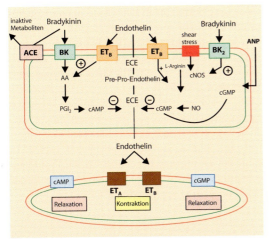

Abb. 2.4: Interaktion von NO und Endothelin in der Endothelzelle bzw. im glatten Gefäßmuskel. Endothelin bewirkt an glatten Gefäßmuskeln eine Vasokonstriktion über ET_A- und ET_B-Rezeptoren. An der Endothelzelle wird durch Endothelin über den ET_B-Rezeptor die NO-Freisetzung stimuliert. NO inhibiert die Expression und Produktion von Endothelin in der Endothelzelle über cGMP wie auch ANP.

> Auch zwischen dem Renin-Angiotensin-System und NO gibt es Wechselwirkungen (21).

Das ACE inaktiviert Bradykinin, so daß die lokale Konzentration von Bradykinin sinkt und somit weniger Bradykinin zur Verfügung steht, um die Freisetzung von NO aus dem Endothel zu stimulieren (☞ Abb. 2.3). Diese Interaktion hat auch klinisch-therapeutische Bedeutung, da über eine Hemmung des ACE durch ACE-Hemmer eine verstärkte NO-vermittelte Vasodilatation über Bradykinin und dessen Rezeptor erreicht wird (22). Dabei wirken ACE-Hemmer nicht nur über einen Anstieg von Bradykinin, sondern auch über einen Bradykinin-Rezeptor vermittelten Mechanismus (23).

Neben dem EDRF wird durch Acetylcholin, Bradykinin und andere Stimuli vom Endothel ein sog. Endothel-derived hyperpolarization factor (EDHF) freigesetzt, der zur Endothel-abhängigen Vasodilatation beiträgt (24). Obgleich dieser Faktor noch nicht genau identifiziert ist, konnte kürzlich gezeigt werden, daß Cytochrom P450 2C als eine EDHF-Synthase in Koronararterien fungiert (25). Hemmung dieses Enzyms hemmt die Dilatation von peripheren Widerstandsgefäßen (26).

LPS und Zytokine hemmen die Bildung des EDHF, wahrscheinlich über eine Hemmung der EDHF-Synthase (27). Insofern ist es denkbar, daß eine Dysfunktion von Cytochrom P450 2C zur endothelialen Dysfunktion bei Patienten beitragen kann.

2.4. Bestimmung der Endothel-abhängigen Dilatation am Patienten

Zur Bestimmung der Endothel-abhängigen Vasodilatation am Patienten wird vorwiegend die intraarterielle Infusion mit Acetylcholin oder eine Blutflußsteigerung angewandt, um damit eine endothelabhängige Erweiterung der peripheren oder koronaren Gefäße durch stimulierte Freisetzung von NO hervorzurufen. Alternativ zu Acetylcholin wurden auch Substanz P, Bradykinin und Serotonin benutzt; insgesamt ist klinisch Acetylcholin am einfachsten und mit geringstem Risiko handhabbar. Niedrige Dosen von Acetylcholin führen zu einer koronaren Gefäßerweiterung, höhere Dosen von Acetylcholin (jenseits 10^{-6} M) sind wegen der direkten Wirkung von Acetylcholin auf die glatten Muskeln mit einer Vasokonstriktion verbunden. Acetylcholin erzielt also einen doppelten Effekt:

- eine *indirekte* endothelabhängige Dilatation und
- die *direkte* Vasokonstriktion der glatten Gefäßmuskulatur

Die Acetylcholin bedingte, endothelabhängige Relaxation nimmt mit dem Alter ab.

Für die Bestimmung der Endothelfunktion in Koronararterien ist eine Herzkatheter-Untersuchung notwendig mit Infusion von Acetylcholin über den Katheter in das linke Koronarostium (seltener rechte Koronararterie, da Acetylcholin hier oft eine Bradykardie verursacht). Die prinzipiell maximale erreichbare Koronardilatation wird durch intrakoronare Gabe von Nitroglycerin untersucht. Wenn auch unter Nitroglycerin die Vasodilatation abgeschwächt ist, so muß auf eine verminderte Erweiterbarkeit der Gefäße geschlossen werden, die dann nicht durch eine verminderte Funktion des Endothels erklärt ist.

Wenn neben der Erfassung der Endothelfunktion von epikardialen Koronararterien auch die Endothelfunktion der koronaren Mikrozirkulation (Widerstandsgefäße) untersucht werden soll, ist eine intrakoronare Instrumentierung notwendig, um indirekt über die Bestimmung der Blutfluß-steigerung durch Acetylcholin Aussagen über die endothelabhängige Erweiterung der koronaren Widerstandsgefäße machen zu können.

> Die Infusion von Acetylcholin in den koronaren (oder peripheren) Blutkreislauf von gesunden Patienten führt zu einem dosis-abhängigen Anstieg des Blutflusses, z.T. durch stimulierte Freisetzung von NO (z.T auch über EDHF).

Der Anstieg im Fluß nach der Gabe von Acetylcholin wird durch die **Dilatation der koronaren Widerstandsgefäße** verursacht. Um dies intrakoronar zu messen, wird in der Regel ein 0.014 inch Führungsdraht mit einem Dopplerkristall an der Spitze eingesetzt, mit dem sowohl die koronare Reserve nach Adenosin als auch die Endothel-vermittelte Flußsteigerung nach Acetylcholin gemessen werden können (vergl. Abb. 2.5). Das Verhältnis von Adenosin und Acetylcholin-vermittelter Blutfluß-Steigerung ist zur Beurteilung der Endothel-vermittelten Vasodilatation notwendig. Mit dem Dopplerdraht wird allerdings zunächst nur die Blutflußgeschwindigkeit gemessen; unter Zuhilfenahme der Koronardiameter (bestimmt durch quantitative Koronarangiographie) kann der koronare Blutfluß abgeschätzt werden.

Die Flußsteigerung kann am Koronargefäß durch Infusion von Papaverin oder Adenosin in das distale Koronarsegment über eine Infusionskatheter erfolgen (☞ Abb. 2.5a). In diesem Fall wird die Dilatation des proximalen Koronarsegments untersucht, das nicht mit Papaverin oder Adenosin in Berührung gekommen ist; bei normalen Koronargefäßen kommt es nach einer maximalen Blutflußsteigerung nach Adenosin oder Papaverin (> +350 %) zu einer Erweiterung von epikardialen Koronararterien von ca. 10-14 % gegenüber dem Ausgangsdiameter (28).

Die Untersuchung der Endothelfunktion von Koronararterien erfordert somit die Anwendung sehr invasiver Methoden und sollte nur in Zentren mit großen Erfahrungen in interventionellen Kathetertechniken durchgeführt werden. In zahlreichen klinischen Studien wurde daher weniger invasiv die Endothelfunktion an peripheren Gefäßen, insbesondere am Unterarm untersucht, entweder durch intraarterielle Infusion von Acetylcholin in die A.brachialis oder indem eine reaktive Hyperämie nach mehrminütiger Okklusion verursacht wurde (Unter- oder Oberarm). Die hierdurch hervorgerufene Fluß-abhängige Dilatation (als auch die Acetylcholin-vermittelte Vasodilatation) wird großteils durch die Gabe von L-NMMA blockiert (29). Dies zeigt, daß die Fluß-abhängige Vasodilatation am Menschen großteils durch die Freisetzung von NO bedingt ist (vergl. Kapitel 15. Frühfassung). Die regionale Infusion mit L-NMMA führt zur Hemmung der NO-Produktion und somit zur Vasokonstriktion, testet also die basale NO-Freisetzung (vergl. Abb. 2.1).

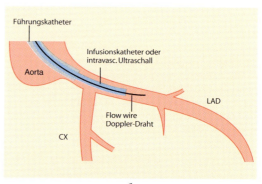

a

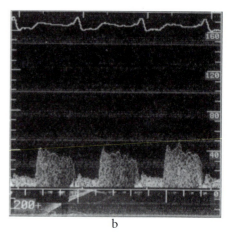

b

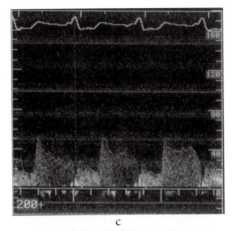

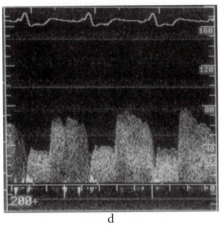

Abb. 2.5a-d: **a**: Schematische Darstellung des technischen Vorgehens zur Untersuchung der koronaren Endothelfunktion, sowohl der epikardialen Koronararterien als auch der koronaren Widerstandsgefäße. Plazierung eines Führungskatheters im linken Koronarostium; zusätzlich Flow-wire Draht und Infusionskatheter in R. interventrikularis anterior (LAD). Der Infusionskatheter erlaubt die selektive Infusion von Acetylcholin oder Adenosin in die LAD. Bei maximaler Flußsteigerung durch Adenosin kann die fluß-abhängige Vasodilatation am proximalen Koronarsegment bestimmt werden. Alternativ zum Infusionskatheter kann auch ein Ultraschallkatheter eingesetzt werden, sodaß neben Gefäßfunktion auch die Gefäßwandstruktur erfaßt werden kann (Drexler et al, Circulation 1994; 89:1615-1623). **b-d**: Blutfluß-Geschwindigkeitssignal des Dopplerdrahts in einer Koronararterie unter Ruhebedingungen (baseline, **b**) und nach intrakoronarer Infusion von Acetylcholin in einer Konzentration von 10^{-8} (**c**) und 10^{-7} M (**d**).

Die Bestimmung der endothelabhängigen Regulation des Gefäßtonus kann durch weitere Tests der Funktionen des Endothels ergänzt werden, wie u.a. die Messung von zirkulierenden Adhäsionsmolekülen, oxidiertem LDL, oxidativem Stress (indirekte Hinweise), von Willebrand Faktor, t-PA und PAI-1. Diese Messung von Plasmaspiegeln stellt zunächst jedoch keinen eigentlichen Funktionstest dar, und die Interpretation dieser Meßwerte für sich allein betrachtet ist nicht einfach.

2.5. Literatur

1. *Furchgott RF, Zawadski JV.* The obligatory role of endothelial cells in the relaxation of arterial smooth muscle by acetylcholine. Nature 1980; 288: 373-376

2. *Palmer RMJ, Ashton DS, Moncada S.* Vascular endothelial cells synthesize nitirc oxide from L-arginine. Nature 1988;333:664-6

3. *Moncada S.* The L-arginine: nitric oxide pathway. Acta Phsysiol Scand 1992;145:201-27

3a. *Huang PL, Huang Z, Mashimo H, Bloch KD, Moskowitz MA, Bevan JA, Fishman MC.* Hypertension in mice lacking the gene for endothelial nitric oxide synthase. Nature 1995; 377: 239-42

4. *Vallance P, Collier J, Moncada S.* Effects of endothelium-derived nitric oxide on peripheral arteriolar tone in men. Lancet 1989;2:997-1000

5. *Waldman SA, Murad F.* Biochemical mechanisms underlying vascular smooth muscle relaxation: the guanylate cyclase-cyclic GMP system. J Cardiovasc Pharmacol 1988;12:suppl 5:S115-S118

5a. *Loscalzo J.* Nitric oxide insufficiency, platelet activation, and arterial thrombosis. Circ Res. 2001;88:756-62.

6. *Radomski MW, Moncada S.* Biological role of nitric oxide in platelet function. In.: Moncada S, Higgs EA, Berrzueta JR, eds. Clinical relevance of nitric oxide in the cardiovascular system. Madrid: EDICOMPLET, 1991:45-56.

7. *Sinzinger H, Rauscha F, O`Grady J, FitschaP.* Prostaglandin I2 and the nitric oxide donor molsidomine have synergic effects on thromboresistance in man. Br J Clin Pharmacol 1992;33:289-92.

8. *Thom SA, Hughes AD, Martin GN, Sever PS.* The release of the endothelium-dependent relaxing factor from isolated human arteries. J Hypertens Suppl 1985;3:S97-99.

9. *Lüscher TF, Diederich D, Siebenmann R, Lehmann K, Stulz P, von Segessen L, Jang ZH, Turina M, Gradel E, Weber E et al.* Difference between endothelium-dependent relaxation in arterial and in venous coronary bypass grafts. N Engl J Med 1988;319:462-7.

10. *Ludmer PL, Selwyn AP, Shook TL, Mudge GH, Alexander RW, Ganz P.* Paradoxical vasoconstriction induced

by acetycholin in ateroslerotic coronary arteries. N Eng J Med 1986;315:1046-51.

11. *Vallance P, Leone A, Calver A, Collier J, Moncada S.* Accumulation of an endogenous inhibitor of nitric oxide in chronic renal failure. Lancet 1992;339:572-5.

12. *Vallance P, Moncada S.* Role of endogenous nitric oxide in septic shock. New Horiz 1993;1:77-86.

13. *Schulz R, Nava E, Moncada S.* Induction and potential biological relevance of a Ca2+-independent nitric oxide synthase in the myocardium. Br J Pharmacol 1992;105:575-80.

14. *Drexler H.* Nitric oxide synthases in the failing human heart: a doubled-edged sword? Circulation 1999;99(23):2972-5

15. *Vallance P, Moncada S.* Hyperdynamic circulation in cirrhosis: a role for nitric oxide?. Lancet 1991;337:776-8

16. *Guarner C, Soriano F, Tomas A, Bulbena O, Novella MT, Balanzo J, Vilardell F, Mourelle M, Moncada S.* Increased seum nitrite and nitrate levels in patients with cirrhosis: relationship to endotoxemia. Hepatology 1993;18:1139-43

17. *Vane JR, Anggard EE, Botting RM.* Regulary functions of the vascular endothelium. N Engl J Med 1990;3234:27-36

18. *Haynes, WG.* Contribution of endogenous generation of endothelin-1 to basal vascular tone. Lancet 1994;344:852-54

19. *Haynes WG.* Endothelins as regulators of vascular tone in man. Clin Sci 1995;88:509-517.

20. *Kiowski W, Sürtsch G, Hunziker P, Müller P, Kim J, Oechslin E, Schmitt R, Jones R, Bertel O.* Evidence for endothelin-1 mediated vasoconstriction in severe chronic heart failure.

21. *Linz W, Wohlfahrt P, Scholkens BA, Malinski T, Wiemer G.* Interactions among ACE, kinins and NO. Cardiovascular Res 1999;43:549-61

22. *Hornig B, Kohler C, Drexler H.* Role of bradykinin in mediating vascular effects of ACE-inhibitors in humans. Circulation 1997 95(5):1115-8

23. *Benzing R, Fleming I, Blaukat A, Muller-Esterl W. Busse R.* Angiotensin-converting enzyme inhibitor ramiprilat interferes with the sequestration of the B2 kinin receptor within the membrane of native endothelial cells. Circulation 1999;99:2034-40

24. *Taylor SG, Weston AH.* Endothelium-derived hyperpolarizing factor: a new endogenous inhibitor for endothelium. Trends Pharmacol Sci 1988;8:272-4

25. *Fisslthaler B, Popp R, Kiss L, Potente M, Harder DR, Fleming I, Busse R.* Cytochrome P450 2C is an EDHF synthase in coronary arteries. Nature 1999;401:493-7.

26. *Bolz SS, Fisslthaler B, Pieperhoff S, De Witt C, Fleming I, Busse R, Pohl U.* Antisense oligonucleotides against cytochrome P450 2C8 attenuate EDHF-mediated Ca(2+) changes and dilation in isolated resistance arteries. FASEB 2000;14.255-60

27. *Kessler P, Popp R, Busse R, Schini-Kerth.* Proinflammatory mediators chronically downregulate the formation of the endothelium-derived hyperpolarizing fact arteries via a nitric oxide/cyclic GMP-dependent mechanisms. Circulation 1999;99:1878-84

28. *Drexler H, Zeiher AM, Wollschläger H, Meinertz T, Just H, Bonzel T.* Flow-dependent coronary dilatation in humans. Circulation 1989; 80: 466-474

29. *Hornig B, Maier V, Drexler H.* Physical training improves endothelial function in patients with chronic heart failure. Circulation 1996; 93: 210-214

Andere Funktionen des Endothels

3. Andere Funktionen des Endothels

Neben der Regulation des Gefäßtonus sind andere Funktionen des Endothels für die physiologische Regulation der Gefäßwand und deren strukturelle Integrität von großer Bedeutung (1).

> Zu diesen Endothelzellfunktionen zählen die Regulation der Adhäsion von Zellen auf der Oberfläche des Endothels sowie die Regulation der Permeabilität (☞ Abb. 3.1).

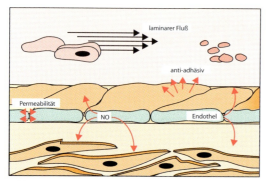

Abb. 3.1: Endothelzellen regulieren die Homöostase der Gefäßwand.

Beide Phänomene spielen auch bei den pathologischen Veränderungen von akuten und chronischen Gefäßerkrankungen eine wichtige Rolle (2).

3.1. Endothel und Zelladhäsion

Die Adhäsion von Leukozyten an das Endothel stellt einen wichtigen Schritt in der Einleitung der entzündlichen Reaktion dar und wird heute als ein essentieller Prozeß in der Pathogense und Progression atherosklerotischer Läsionen angesehen. Es ist in den letzten Jahren deutlich geworden, daß die **Einwanderung von Leukozyten** in das Gefäß und das umliegende Gewebe in einer **mehrstufigen Kaskade** verläuft (3).

> Die einzelnen Schritte in der Zelladhäsion laufen geordnet und reguliert nacheinander ab und sind in ihrer Reihenfolge aufeinander angewiesen (4).

Im ersten Schritt kommt es zu einer durch **Zytokine-induzierten Annäherung der Leukozyten an die Gefäßwand**. Die Leukozyten nehmen dann durch Interaktion mit endothelialen Adhäsionsmolekülen den ersten vorsichtigen Kontakt mit der Gefäßwand auf. Molekular wird diese Interaktion durch die sogenannten **Selektine** verursacht. E-, L- und P-Selektine werden rasch auf aktiviertem Endothel exprimiert (5). Sie interagieren mit ihren korrespondierenden Liganden (PSGL-I) auf den Leukozyten (und Thrombozyten). Während dieses ersten Kontaktes bewegen sich die Leukozyten noch rollend auf dem Endothel in Richtung des Blutstromes fort. Fehlen die nachfolgenden Adhäsionsmoleküle, werden die Leukozyten wieder in den Blutstrom zurückgeschwemmt. Bei anhaltender Stimulation des Endothels kommt es jedoch zur Expression einer weiteren Familie von **Adhäsionsmolekülen**, den sogenannten ICAMs. Die Bindung an die ICAMs erfolgt von Seiten der Leukozyten durch die membrangebundenen Integrine. Auch in der Gruppe der ICAMs lassen sich verschiedene Unterfamilien unterteilen, wie ICAM-I, ICAM II und VCAM-I. Durch die Interaktion von ICAM und Integrinen kommt es zur festen Adhäsion von Leukozyten auf der Endothelzelloberfläche. Gleichzeitig werden durch die Bindung an Integrine intrazelluläre **Botenstoffe** freigesetzt, welche zur Freisetzung von gefäßaktiven Substanzen sowie freien Radikalen aus den Leukozyten führen. In einem nächsten Schritt bilden die Leukozyten Pseudopodien aus, welche vermutlich mittels lokaler Sekretion von Proteasen die Zell-Zellkontakte des Endothels lösen und den **Durchtritt der Leukozyten** in die Gefäßwand und das umgebende Gewebe erlauben (☞ Abb. 3.2).

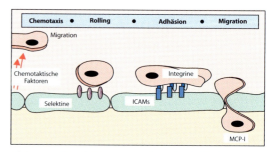

Abb. 3.2: Regulation der Endothelzelladhäsion.

Die oben beschriebenen Mechanismen sind in unterschiedlichen Modellen der Entzündungsreaktion ausführlich untersucht worden. Es konnte gezeigt werden, daß diese Mechanismen bei so unterschiedlichen Erkrankungen wie

- Atherosklerose
- rheumatoider Arthritis
- Autoimmunerkrankungen
- Transplantation

eine wichtige Rolle spielen. Beim Menschen sind verschiedene Versuche gemacht worden, die lokale Expression von Adhäsionsmolekülen mittels diagnostischer Methoden nachzuweisen. Hauptsächlich wurden Untersuchungen durchgeführt, in denen zirkulierende Adhäsionsmoleküle gemessen wurden. Es kommt, nach der Oberflächenexpression von Adhäsionsmolekülen, zu deren Abscherung von der Endothelzelloberfläche und einem Anstieg der zirkulierenden Plasmakonzentration. Es konnte gezeigt werden, daß bei einer Reihe von chronischen Gefäßerkrankungen, wie Atherosklerose und Vaskulitis, die zirkulierenden Adhäsionsmoleküle ICAM sowie die Selektine erhöht sind. Eine erhöhte Konzentration von zirkulierenden Adhäsionsmolekülen wurde auch bei Diabetikern sowie bei Patienten mit Hypercholesterinämie beobachtet (6). Andere Risikofaktoren wie Hypertonie und Hyperurikämie zeigen nur bei einem Teil der Patienten erhöhte Werte für zirkulierende Adhäsionsmoleküle.

> Der regulierte Ablauf der Leukozyten-Adhäsion und -Migration legt es nahe, daß durch Inhibition der Zelladhäsion eine antiinflammatorische Wirkung erzeugt werden kann.

Tatsächlich haben verschiedene Untersuchungen mit inhibierenden Antikörpern gezeigt, daß die **Inhibition von ICAM-I** die lokale Entzündungsreaktion beeinflussen kann. In transgenen Tiermodellen konnte außerdem gezeigt werden, daß auch die Inhibition der Selektine therapeutisch ausgenutzt werden kann. Eine gemeinsame Hemmung von Selektinen und ICAMs führt zu einer weitgehenden Unterdrückung der entzündlichen Reaktion.

> Diese Befunde sind die Grundlage von therapeutischen Bemühungen, Inhibitoren der einzelnen Adhäsionsmoleküle therapeutisch einzusetzen, um die Pathogenese akuter und chronischer Gefäßerkrankungen zu beeinflussen.

Die Einwanderung von Leukozyten in die Gefäßwand spielt nicht nur bei der Initiation akuter und chronischer Adhäsionen eine Rolle, sondern auch in späteren Phasen der chronischen Gefäßerkrankung (7). Ist in der Gefäßwand bereits ein atherosklerotischer Plaque entstanden, entscheidet die Menge an einwandernden Makrophagen und Lymphozyten über die Natur dieser Läsion. In sogenannten instabilen Plaques sind wesentlich mehr Entzündungszellen vorhanden. Diese sezernieren Zytokine und Proteasen, welche die Bindegewebsstruktur der Gefäßwand verändern und zur **Ruptur** einer Läsion beitragen können (8). Risikofaktoren wie Hypercholesterinämie und/oder Diabetes mellitus verstärken - wie oben beschrieben - die Expression von Adhäsionsmolekülen auf dem Endothel und tragen somit zur Infiltration von Leukozyten in die Gefäßwand bei (☞ Abb. 3.3).

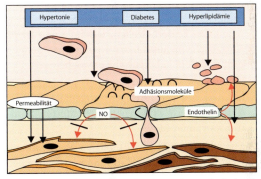

Abb. 3.3: Risikofaktoren schädigen die Endothelzellfunktion und induzieren vaskuläres Remodeling.

> Eine therapeutische Beeinflussung der Adhäsionsmoleküle auf dem Endothel könnte somit zur Stabilisierung von Plaques beitragen.

Diese therapeutischen Möglichkeiten werden zur Zeit in klinisch-experimentellen Studien evaluiert.

3.2. Endotheliale Permeabilität

Neben der Adhäsion von weißen Blutzellen und Thrombozyten stellt die Regulation der Permeabilität eine weitere wichtige Funktion des Gefäßendothels dar.

> Endothelzellen stellen die Barriere zwischen den Substanzen des strömenden Blutes und den tieferen Schichten der Gefäßwand her. Sie sind damit einerseits für den Schutz der Gefäßwand vor schädlichen Substanzen verantwortlich, andererseits werden durch das Endothel die physiologischen Transportvorgänge in die Gefäßwand und das umliegende Gewebe reguliert.

Endothelzellen kommen dabei in den unterschiedlichen Gefäßgebieten unterschiedliche Funktionen zu.

- Gefäße in der Hirnstrombahn weisen ein extrem undurchlässiges Endothel auf. Die Endothelzellen bilden hier die **Blut-Hirn-Schranke**, welche nur sehr selektiv den Transport aus dem strömenden Blut in das Hirngewebe zuläßt

In anderen Gefäßgebieten ist das Endothel physiologischerweise weitaus durchlässiger.

- In der Leber z.B. existieren breite Spalten zwischen den Endothelzellen, welche einen freien Austausch von Substanzen aus dem strömenden Blut und dem Lebergewebe ermöglichen
- In der Niere finden wir semi-permeables Endothel, welches Fensterungen (sogenannte Fenestrae) aufweist und einen erleichterten Stofftransport erlaubt

Ein großer Teil der endothelialen Permeabilität wird über die Zell-Zellverbindungen zwischen den Endothelzellen reguliert. Hier spielen besonders die **tight junctions** eine wichtige Rolle. Während wir über die molekulare Struktur der Adhäsionsmoleküle und deren Regulationen in den letzten Jahren viel erfahren haben, sind die molekularen Mechanismen der endothelialen Permeabilität noch nicht gut verstanden. Wichtige Moleküle der tight junctions sind die sogenannten Cadherine. Diese Moleküle sind auf der Zelloberfläche lokalisiert und schließen die Zellen wie bei einem Reißverschluß zusammen. Gleichzeitig besitzen sie intrazelluläre Anteile, durch die dieser "Reißverschluß" reguliert werden kann.

> Unter dem Einfluß von Zytokinen und anderen entzündlichen Faktoren kommt es zu einer Veränderung der Permeabilität und zu einem vermehrten Einstrom von Substanzen aus dem strömenden Blut in die Gefäßwand.

Möglicherweise sind an diesem Vorgang auch die Endothelzellen selbst aktiv beteiligt. Freie Radikale sowie die Adhäsion von Leukozyten an das Endothel scheinen die Permeabilität mit beeinflussen zu können (☞ Abb. 3.4).

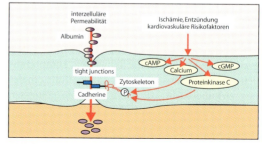

Abb. 3.4: Molekulare Mechanismen der endothelialen Zellpermeabilität.

Eine gestörte Permeabilität des Endothels kann einmal zu **vermehrter Ablagerung von Lipiden und anderen pathologisch-wirkenden Substanzen in der Gefäßwand** führen (9). Zusätzlich können Wachstumsfaktoren und vasoaktive Hormone vermehrt in die Gefäßwand gelangen und dort strukturelle Veränderungen beeinflussen.

> Störungen der endothelialen Permeabilität sind bei Patienten mit Hypertonie, Hypercholesterinämie und Diabetes mellitus nachgewiesen worden.

Insbesondere bei Patienten mit **Diabetes mellitus** können Permeabilitätsveränderungen der kleinen Gefäße am Augenhintergrund bereits in einer frühen Phase der Erkrankung nachgewiesen werden. Werden Austritte von Albumin am Augenhintergrund beobachtet, weist dies auf erste Schädigungen des Gefäßsystems hin und stellt ein prognostisch ungünstiges Zeichen dar. Auch die **Mikroalbuminurie**, welche als klinisches Zeichen einer erhöhten kardiovaskulären Morbidität und Mortalität aufgefaßt werden kann, kommt durch Störungen der Permeabilitätsbarriere in der Niere zustande. Neben dem Endothel sind hier auch Veränderungen der Basalmembran verantwortlich zu machen.

Klinische Untersuchungen zu Permeabilitätsstörungen der Gefäßwand sind methodisch schwierig und es liegen nur wenige Untersuchungen dazu vor. Es ist gezeigt worden, daß bei Patienten mit

Diabetes mellitus und Hypertonie der Austritt von Albumin in die Gefäßwand gesteigert ist. Diese Veränderungen konnten durch eine antihypertensive Therapie normalisiert werden. Es ist davon auszugehen, daß auch die Beeinflussung anderer Risikofaktoren für kardiovaskuläre Erkrankungen die endotheliale Permeabilitätsbarriere beeinflußt. Allerdings sind hier noch weitere klinische Untersuchungen notwendig.

3.3. Weitere Funktionen des Endothels

Das Endothel spielt auch eine wichtige Rolle in der Physiologie und Pathophysiologie der Blutgerinnung.

> Physiologischerweise haben Endothelzellen ausgeprägte antithrombotische Eigenschaften.

Verschiedene der in diesem Band vorgestellten Faktoren wie NO und Prostazyklin werden von Endothelzellen freigesetzt. Diese können als Inhibitoren der Thrombozytenaktivierung und damit der Blutgerinnung wirken.

> Störungen der Endothelzellfunktion bewirken daher eine verstärkte Neigung in Richtung Koagulation und Thrombose.

Eine Schädigung der Endothelzellen kann auch die **Fibrinolyse** beeinflussen. So ist die Expression von antikoagulatorischen Proteinen, wie Plasminogen-aktivierendem Faktor, in geschädigten Endothelzellen stark beeinträchtigt.

Schließlich können Endothelzellen auch **Matrixproteine** bilden und damit strukturelle Veränderungen in der Gefäßwand beeinflussen. Vermehrte Bildung von Bindegewebe sowie pathologische Veränderungen der Basalmembran können durch geschädigtes Endothel hervorgerufen werden. Bei Patienten mit Diabetes mellitus ist eine vermehrte Bildung von Kollagen IV sowie Fibronektin in Endothelzellen gezeigt worden.

Auch gibt es überzeugende Hinweise, daß die Proliferation glatter Gefäßmuskelzellen durch NO inhibiert wird (9a,b). So kommt es u.a. bei eNOS-defizienten Mäusen mit fehlender endothelialer NO-Produktion zu einer deutlich verstärkten vaskulären Hypertrophie im Rahmen des Gefäßremodelings bei vermindertem Fluss (9c) (☞ Abb. 3.5). In Übereinstimmung mit diesen Befunden wird auch bei pharmakologischer Inhibition der NO-Synthase bei Ratten ein verstärktes vaskuläres Remodeling beobachtet (9d).

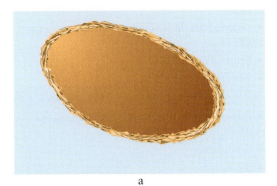

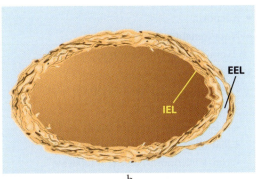

Abb. 3.5a+b: Endotheliales NO und vaskuläres Remodeling. **a**: Wildtyp (eNOS+/+); **b**: eNOS-knockout (eNOS-/-). In eNOS-defizienten Mäusen mit fehlender endothelialer NO-Produktion kommt es zu augeprägter vaskulärer Hypertrophie (**b**) z.B. bei vermindertem Blufluß (schematische Darstellung, modifiziert nach Rudic RD et al.: J Clin Invest 1998; 101:731-736).

In den Tabellen 3.1 und 3.2 sind wichtige Funktionen des Endothels zusammengefaßt und einige pathophysiologische Konsequenzen in Bezug auf das Kreislaufsystem dargestellt. Die detaillierte Besprechung der in den Tabellen 3.1 und 3.2 aufgeführten Funktionen (und weiterer Funktionen) und deren Ausfall würde den Rahmen dieses Buches sprengen, wird jedoch in einigen der hier zitierten Literaturstellen behandelt (u.a. 10).

Funktionen des Endothels
1. Bildung und Freisetzung vasoaktiver Substanzen
• *endothelium derived relaxing factor* = EDRF = NO
• *endothelium derived hyperpolarization factor* = EDHF
• Prostaglandine
• Endothelin
2. Umbau/Abbau vasoaktiver Substanzen
• Angiotensin I (durch endothelgebundenes ACE)
• Bradykinin
• Serotonin
• ADP
• Adenosin
• Noradrenalin
3. Homöostase, Thrombolyse/Fibrinolyse
• Bildung von
- Plasminogen Aktivator (t-PA)
- Thrombomodulin
- Plasminogen Activator Inhibitor (PAI-I)
- Plättchen-aktivierender Faktor (PAF)
- von-Willebrand-Faktor, "Heparine"
4. Regulation von Leukozytenadhäsion, Lipid-up-take
• Expression von Oberflächen-Adhäsionsmolekülen (u.a. ELAM-1, ICAM-1, VCAM-1)
• Sekretion von Monozyten-Stimulationsfaktor, LDL-und Scavenger Rezeptor, LOX-1 (Rezeptor für oxidiertes LDL)
5. Regulation der Gefäßstruktur (Remodeling)
• Hemmung der Proliferation glatter Gefäßmuskelzellen

Tab. 3.1: Funktionen des Endothels.

	Funktion	Klinik
Vasoaktive Substanzen	Vasodilatantien, Vasokonstriktion, Regulation der Durchblutung, langfristig struktureller Gefäßumbau	Vasospasmus, Hypertonie, Atherosklerose, Angina pectoris bei normalen Koronararterien
Homöostase/ Gerinnung	Hemmung der Plättchenadhäsion und aggregativen Hemmung bzw. Aktivierung des fibrinolytischen Systems	Thrombose, Infarkt
Adhäsionsmoleküle	Adhäsion von Leukozyten → Entzündung, zytotoxische Wirkung	Reperfusion nach Infarkt (Reperfusionsschaden), Arteriosklerose

Tab. 3.2: Funktion und Pathophysiologie der endothelialen Regulation.

3.4. Literatur

1. *Haller H.* Endothelial function. General considerations. Drugs 1997; 53 Suppl 1: 1-10

2. *Gimbrone MA Jr.* Vascular endothelium: an integrator of pathophysiologic stimuli in atherosclerosis. Am J Cardiol 1995; 75: 67B-70B

3. *Butcher EC.* Leukocyte-endothelial cell recognition: three (or more) steps to specifity. Cell 1991;67:1033-6

4. *Cotran RS, Mayadas-Norton T.* Endothelial adhesion molecules in health and disease. Pathol Biol (Paris) 1998; 46: 164-70

5. *Hartwell DW, Wagner DD.* New discoveries with mice mutant in endothelial and platelet selectins. Thromb Haemost 1999; 82: 850-7

6. *Blann AD, Lip GY.* Endothelial integrity, soluble adhesion molecules and platelet markers in type 1 diabetes mellitus. Diabet Med 1998;15: 634-42

7. *Alexander RW.* Theodore Cooper Memorial Lecture. Hypertension and the pathogenesis of atherosclerosis. Oxidative stress and the mediation of arterial inflammatory response: a new perspective.Hypertension 1995; 25: 155-61

8. *Libby P, Geng YJ, Aikawa M, Schoenbeck U, Mach F, Clinton SK, Sukhova GK, Lee RT*: Macrophages and atherosclerotic plaque stability. Curr Opin Lipidol 1996; 7: 330-5

9. *Dart AM, Chin-Dusting JP*: Lipids and the endothelium. Cardiovasc Res 1999; 43: 308-22

9a. *Tanner FC, Meier P, Greutert H, Champion C, Nabel EG, Luscher TF.* Nitric oxide modulates expression of cell cycle regulatory proteins: a cytostatic strategy for inhibition of human vascular smooth muscle cell proliferation. Circulation 2000;101(16):1982-9

9b. *Fiona M, Souza, Rodney L.,Sparks, Huiying Chen, Philip J. Kadowitz, and James R. Jeter Jr.* Mechanism of eNOS gene transfer inhibition of vascular smooth muscle cell proliferation. *Am J Physiol Cell Physiol* 2003; 284: C191-C199

9c. *Rudic RD, Shesely EG, Maeda N, Smithies O, Segal SS, Sessa WC.* Direct evidence for the importance of endothelium-derived nitric oxide in vascular remodeling. J Clin Invest 1998 Feb 15;101(4):731-6

9d. *Numaguchi K, Egashira K, Takemoto M, Kadokami T, Shimokawa H, Sueishi K, Takeshita A.* Chronic inhibition of nitric oxide synthesis causes coronary microvascular remodeling in rats. Hypertension 1995; 26(6 Pt 1):957-62

10. *Cines DB, Pollak ES, Buck CA, Loscalzo J, Zimmerman GA, McEver RP, Pober JS, Wick TM, Konkle BA, Schwartz BS, Barnathan ES, McCrae, KR, Hug BA, Schmidt AM, Stern DM.* Endothelial cells in physiology and in the pathophysiology of vascular disorders. Blood 1998; 91: 3527-61

Endotheldysfunktion

4. Endotheldysfunktion

Der **Begriff der Endotheldysfunktion** ist nicht klar und in allgemein akzeptierter Weise definiert und wird in erster Linie im Sinne einer "klinischen Beschreibung" eingesetzt, die darstellen soll, daß die normalen Funktionen des Endothels beeinträchtigt sind. Wie in Kapitel 2. und 3. dargestellt, erfüllt das Endothel eine Reihe von wichtigen Funktionen.

> Aus klinischer Sicht ist die Endothel-abhängige Vasodilatation eine gut meßbare Funktion, deren klinische Bedeutung offensichtlich ist, und die in den letzten Jahren für viele Risikofaktoren und kardiovaskuläre Erkrankungen recht gut untersucht worden ist.

Dabei wurde die Endotheldysfunktion klinisch, wie auch in diesem Buch, als **verminderte NO-Aktivität oder NO-Verfügbarkeit definiert**. Umfangreiche, klinische Untersuchungen haben gezeigt, daß **mit einer gestörten Endothel-abhängigen Vasodilatation in der Regel andere essentielle Funktionen des Endothels beeinträchtigt sind**. Insofern wird die gestörte Endothel-abhängige Vasodilatation als Indikator für eine generelle funktionelle Schädigung des Endothels *interpretiert* (nicht gleichgesetzt). Dies ist vielleicht insofern auch berechtigt (wenn auch nicht bewiesen, insbesondere nicht im Einzelfalle), als NO fundamental nicht nur den Gefäßtonus beeinflußt, sondern auch in die Regulation anderer Endothelfunktionen eingreift. So wird durch NO z.B. die Expression und Wirkung von Endothelin moduliert (☞ Abb. 2.4) oder die Anlagerung und Aggregation von Plättchen und Leukozyten inhibiert (☞ Abb. 3.1 und 3.3.).

> Insbesondere ist davon auszugehen, daß eine gestörte endotheliale NO-Verfügbarkeit (definiert als die NO-Konzentration, die biologisch als NO wirksam werden kann und nicht inaktiviert oder in toxische Substanzen umgewandelt wird) ein gestörtes Gleichgewicht in der Endothelzelle anzeigt.

Die biologische NO-Verfügbarkeit wird nicht nur von der endothelialen Produktion, sondern auch von der Inaktivierung von NO bestimmt (☞ Abb. 4.1). Eine vermehrte Konzentration von Radikalen, insbesondere Sauerstoffradikalen bzw. eine verminderte endogene antioxidative Kapazität (☞ Abb. 4.2) vermindert die biologische Verfügbarkeit von NO.

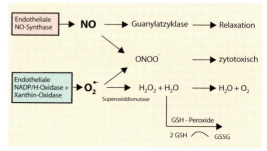

Abb. 4.1: Produktion von NO und Abbau durch Sauerstoffradikale determiniert die biologische Verfügbarkeit von NO.

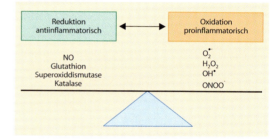

Abb. 4.2: Reduktions-Oxidations-Gleichgewicht.

Ein gestörtes Gleichgewicht signalisiert nicht nur eine verminderte endotheliale NO-Verfügbarkeit und damit eine verminderte Endothel-abhängige Vasodilatation, sondern auch eine Dominanz von oxidativem Stress (☞ Abb. 4.2), welcher mit Aktivierung von Signaltransduktionswegen verbunden ist, die als proinflammatorisch, proliferativ und proarteriosklerotisch anzusehen sind (☞ Abb. 4.3). In der Tat kann die endotheliale NO-Synthase bei Mangel an notwendigen Kofaktoren, die zur NO-Bildung notwendig sind, selbst Sauerstoff-Radikale bilden. Dies wurde für den intrazellulären Mangel an Tetrahydrobiopterin und L-Arginin gezeigt (1,2). Während oxidativer Stress u.a. durch den Transkriptionsfaktor NF kappa B vermittelt eine Reihe von proinflammatorischen und proarteriosklerotischen Effekten ausübt (☞ Abb. 4.3), wird die Aktivierung von NF kappa

B durch "physiologische" Konzentrationen von NO inhibiert (3). Ähnliche Überlegungen gelten auch für NO als antiapoptotisches Molekül, denn NO kann über eine Reihe von Mechanismen, z.B. Nitrosylierung von proapoptotischen Caspasen, die Apoptose von Endothelzellen hemmen (4). Dies unterstreicht eine **zentrale Rolle von NO** nicht nur als Effektormolekül, das über cGMP Vasodilatation hervorruft, sondern **als fundamentales Signaling-Molekül in der Zelle** (5).

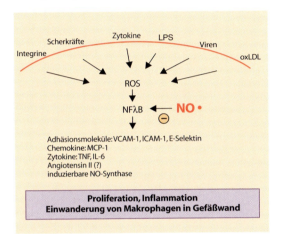

Abb. 4.3: Aktivierung von proinflammatorischen, proliferativen und proarteriosklerotisch anzusehenden Signaltransduktionswegen.

Obwohl also die Definition der Endotheldysfunktion als "verminderte biologische Verfügbarkeit von NO" nicht strenge wissenschaftliche Kriterien erfüllt, ist diese Definition für klinische Belange durchaus adäquat. Eine Endotheldysfunktion in diesem Sinne ist praktisch bei allen Risikofaktoren für die Arteriosklerose und kardiovaskulären Erkrankungen beobachtet worden (☞ Abb. 4.4).

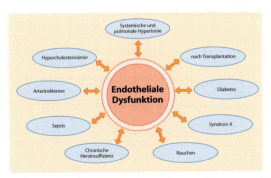

Abb. 4.4.: Endotheldysfunktion, Arteriosklerose und kardiovaskuläre Erkrankungen.

Dabei ist zu betonen, daß die molekularen Ursachen und Charakteristika der Endotheldysfunktion bei verschiedenen Risikofaktoren und kardiovaskulären Erkrankungen durchaus unterschiedlich sind. In den folgenden Kapiteln wird die Endotheldysfunktion anhand einiger relevanten Risikofaktoren und kardiovaskulärer Erkrankungen genauer charakterisiert.

> Wenn hierbei der Schwerpunkt der Erörterung auf der endothelialen NO-Verfügbarkeit liegt, so wird zum einen der essentiellen Rolle von NO im Endothel Rechnung getragen, ohne daß übersehen werden soll, daß andere Funktionen des Endothels eine wichtige Bedeutung bei der Entstehung von funktionellen und strukturellen Alterationen der Gefäße haben.

Die Beschreibung aller Erkrankungen würde allerdings den Rahmen dieses Buches sprengen; hier sei auf entsprechende Übersichtsartikel verwiesen, z.B. zur Sepsis, pulmonalen Hypertonie oder Transplantvaskulopathie (6).

4.1. Literatur

1. *Cosentino F, Patton S, d`Uscio LV, werner ER, Werner-Felmayer G, Moreau P, Malinski T, Lüscher TF.* Tetrahydrobiopterin alters superoxide and nitric oxide release in prehypertensive rats. J Clin Invest 1998:101:1530-7

2. *Vergnani L, Hatrik S, Ricci F, Passaro A, Manzoli N, Zhuliai G, Brovkovych V, Fellin R, Malinski T.* Effect of native and oxidized low-density lipoprotein on endothelial nitric oxide and superoxide production – Key role of L-Arginine availability. Circulation 2000;101:1261-1266

3. *Peng HB, Libby P, Liao JK.* Induction and stabilization of I kappa B alpha by nitric oxide mediates inhibition of NF-kappa B. J Biol chem 1995;270:14214-9.

4. *Dimmeler S, Haendeler J, Nehls M, Zeiher AM.* Suppression of apoptosis by nitric oxide via inhibition of interleukin-1β-converting enzyme (ICE)-like and cysteine protease protein (CPP)-32-like proteases. J Exp Med 1997;185:601-7

5. *Stamler JS.* Redox signaling: nitrosylation and related target interactions of nitric oxide. Cell 1994;78:931-6

6. *Drexler H.* Endothelial dysfunction: clinical implications. Prog. Cardiovasc Dis 1997;39:287-324

Endotheldysfunktion, Progression der Arteriosklerose und Prognose

5. Endotheldysfunktion, Progression der Arteriosklerose und Prognose

5.1. Experimentelle Untersuchungen

Den bedeutsamen **kardiovaskulären Risikofaktoren**, wie

- die Hypercholesterinämie
- die arterielle Hypertonie
- der Diabetes mellitus
- das Rauchen sowie
- eine positive Familienanamnese

ist gemeinsam, daß sie zu einer Endotheldysfunktion führen.

> Zahlreiche Befunde sprechen dafür, daß diese Endotheldysfunktion kein Begleitphänomen darstellt, sondern wesentlich an der Entwicklung und Progression der Atherosklerose beteiligt ist.

Wie in den vorangegangenen Kapiteln erwähnt ist die **Endotheldysfunktion** dabei nicht auf eine Beeinträchtigung der endothelabhängigen Vasodilatation beschränkt, sondern betrifft auch andere wesentliche Funktionen des Endothels, wie

- die Regulation der Leukozytenadhäsion und -infiltration sowie
- der Thrombozytenadhäsion und -aggregation

was zu einem proinflammatorischen und prothrombotischen Phänotyp des Endothels führt. Gerade diese Veränderungen des Endothels sind für die proatherogenen Effekte der Endotheldysfunktion von besonderer Bedeutung. So spielt die Infiltration von Leukozyten eine zentrale Rolle bei der Entwicklung und Destabilisierung atherosklerotischer Läsionen (1).

Für die **verstärkte Leukozyten-Adhäsionsneigung**, die unter anderem bei der Hypercholesterinämie beobachtet wird, scheint die verminderte Bioverfügbarkeit von **Stickstoffmonoxid** (NO) von großer Bedeutung zu sein (1-6). So führte die Behandlung mit L-Arginin, dem Substrat der NO-Synthase, sowohl bei Patienten mit Hypercholesterinämie als auch bei Cholesterin-gefütterten Kaninchen zu einer erheblichen Reduktion der Leukozyten-Adhäsionsneigung am Endothel (1a,2). Die Inhibition der NO-Synthase führte auf der anderen Seite zu einer Zunahme der Leukozyten-Adhäsionsneigung am Endothel *in vitro* und auch *in vivo* (beim Kaninchen) verbunden, was ebenfalls den Einfluß von NO auf die Leukozytenadhäsion deutlich macht (1,3-5). Entsprechend konnte im knockout-Maus Modell der endothelialen NO-Synthase eine erheblich verstärkte endotheliale Leukoyten-Adhäsion beobachtet werden (5a).

Die Leukozyten-Adhäsionsneigung am Endothel wird entscheidend durch **Adhäsionsmoleküle**, wie

- das "intercellular adhesion molecule 1" (ICAM-1) und
- das "vascular cell adhesion molecule 1" (VCAM-1)

vermittelt. Eine vaskuläre Überexpression der NO-Synthase führte bei Cholesterin-gefütterten Kaninchen sehr rasch zu einer Suppression der Expression von Adhäsionsmolekülen (ICAM-1, VCAM-1), so daß die Leukozyten-Infiltration in die arterielle Gefäßwand erheblich reduziert war (6). Auch das "monocyte chemoattractant protein 1" (MCP-1) ist ein potenter Regulator der vaskulären Leukozyteninfiltration und spielt für den atherosklerotischen Prozeß eine wichtige Rolle. Untersuchungen an "knockout" Mäusen zeigten, daß das Ausschalten des Rezeptors für MCP-1 zu einer erheblich verminderten Ausprägung atherosklerotischer Läsionen im Tiermodell der Atherosklerose (ApoE-defiziente Mäuse) führte (7). Auch die Expression von MCP-1 wird entscheidend durch NO reguliert. So führte die Inhibition der endothelialen NO-Synthase zu einer vermehrten MCP-1 Expression, während die Zugabe von NO beziehungsweise der Gentransfer der NO-Synthase in Endothelzellen die MCP-1 Expression erheblich inhibierte (8-10).

Auch eine Reihe weiterer potentiell **antiatherosklerotischer Effekte** könnten durch NO vermittelt werden. So zeigten mehrere Untersuchungen, daß NO die Proliferation glatter Gefäßmuskelzellen inhibieren kann (11-13) und auch die Endothelin-

Freisetzung aus der arteriellen Gefäßwand supprimiert (14; ☞ Abb. 5.1).

Die antiatherosklerotische Bedeutung von endothelial produziertem NO wurde kürzlich in einem Tiermodell der Atherosklerose (apoE-knockout Maus) sehr eindrucksvoll belegt. So führte das Fehlen ("knockout") der endothelialen NO-Synthase zu einer mehr als 100 % igen Zunahme der Entwicklung atherosklerotischer Läsionen (14a), was nicht durch den etwas höheren Blutdruck der eNOS-defizienten Mäuse zu erklären war (14b).

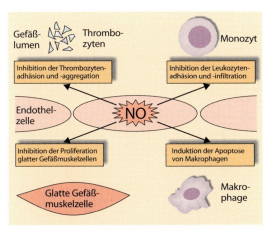

Abb. 5.1: Potentiell antiatherosklerotische Effekte von Stickstoffmonoxid (NO).

> Die Annahme, daß die reduzierte Bioverfügbarkeit von NO eine zentrale Rolle in der Atherogenese spielt, führte zu der Hypothese, daß die Wiederherstellung der NO-Wirkung zu einer Reduktion der Ausprägung atherosklerotischer Läsionen *in vivo* führen könnte.

Cooke et al. konnten erstmalig zeigen, daß die Behandlung mit L-Arginin, dem Substrat der NO-Synthase, zu einer Reduktion der morphologischen Ausprägung atherosklerotischer Läsionen (Intimadicke, Größe der Läsionen) bei Cholesterin-gefütterten Kaninchen führte, was mit einer Verbesserung der endothelabhängigen Vasodilatation einherging (15,16). Boeger et al.(17) konnten ebenfalls durch die Behandlung mit L-Arginin die Progression der Atherosklerose bei Cholesterin-gefütterten Kaninchen aufhalten. Auch in einem anderen tierexperimentellen Modell der Atherosklerose, der LDL-Rezeptor-"knockout"-Maus, führte die Behandlung mit L-Arginin zu einer erheblichen Reduktion der Ausprägung atherosklerotischer Läsionen, was dieses Konzept weiter unterstützt (18). Die Inhibition der NO-Synthase auf der anderen Seite führte zu einer verstärkten Neo-Intima Bildung in Cholesteringefütterten Kaninchen, was nicht durch einen Anstieg des systemischen Blutdrucks zu erklären war und somit ebenfalls auf den antiatherosklerotischen Effekt von NO hinweist (19). Diese Befunde konnten, wie oben erwähnt, auch im Mausmodell der Atherosklerose (apoE/eNOS knockout Maus) bestätigt werden. Von besonderer Bedeutung für die Situation beim Patienten ist die Frage, ob durch die Verbesserung der Bioverfügbarkeit von NO auch eine Rückbildung bereits bestehender atherosklerotischer Läsionen erreicht werden kann. Tatsächlich konnte bei Cholesterin-gefütterten Kaninchen nach Behandlung mit L-Arginin eine Regression bereits bestehender atherosklerotischer Läsionen gezeigt werden (20). Ein möglicher zugrunde liegender Mechanismus könnte die NO-vermittelte Apoptose von Makrophagen in atherosklerotischen Läsionen darstellen (21). Der protektive Effekt von L-Arginin wurde jedoch nicht von allen Untersuchern gefunden, die Ursachen dafür bedürfen noch der weiteren Untersuchung, um herauszufinden, unter welchen Umständen L-Arginin protektiv wirken kann (21a,b).

Auch die **Thrombozytenadhäsion und -aggregation** wird entscheidend durch NO, welches die Thrombozyten auch selber bilden, reguliert (22-25). Eine reduzierte Bioverfügbarkeit von NO könnte deshalb auch thrombotische vaskuläre Ereignisse bei Patienten mit Atherosklerose begünstigen. Freedman et al. konnten zeigen, daß die Bildung von NO durch Thrombozyten bei Patienten mit einem akuten Koronarsyndrom erheblich reduziert ist im Vergleich zu Patienten mit stabiler Angina pectoris, was darauf hinweist, daß die reduzierte NO-Bildung an der Entstehung akuter Koronarsyndrome beteiligt sein könnte (26). Eine deutliche Reduktion der Thrombozyten-Aggregationsneigung konnte durch die Behandlung mit L-Arginin bei Patienten mit Hypercholesterinämie und bei hypercholesterinämischen Tieren erreicht werden (23,24).

5.2. Klinische Beobachtungen

Aufgrund der zahlreichen Befunde, die auf eine wichtige Bedeutung der **Endotheldysfunktion** (insbesondere der verminderten NO-Bioverfügbarkeit) für die **Entwicklung und Progression der Arteriosklerose** hinweisen, stellte sich die Frage, ob der **Endotheldysfunktion** bei Patienten mit KHK oder kardiovaskulären Risikofaktoren eine prognostische Bedeutung zukommt, z.B. indem das Auftreten kardiovaskulärer Ereignisse bei Patienten mit ausgeprägter Endotheldysfunktion erhöht ist. Dazu wurde bisher in 7 klinischen Studien mit insgesamt mehr als 1200 Patienten geprüft, ob der Grad der Einschränkung der Endothelfunktion einen Prädiktor für konsekutive kardiovaskuläre Ereignisse darstellt (☞ auch 27a,b). In einer Untersuchung der Mayo Clinic Gruppe wurde die koronare Blutflußänderung nach Acetylcholin-Gabe bei 157 Patienten mit Koronarsklerose (geringgradigen koronare Stenosen < 30 %) bestimmt. Dabei zeigte sich über einen Beobachtungszeitraum von im Mittel 28 Monaten, daß kardiovaskuläre Ereignisse (Tod, Bypass-Op, Infarkt und/oder PTCA) nur bei dem Drittel der Patienten mit der ausgeprägtesten Endotheldysfunktion auftraten (28, ☞ Abb. 5.2a+b). Schächinger et al. werteten den klinischen Verlauf von Patienten aus, die von der Freiburger Arbeitsgruppe zwischen 1988 und 1994 bezüglich der koronaren Endothelfunktion charakterisiert wurden. In dieser Untersuchung war sowohl die Acetylcholin-induzierte koronare Vasokonstriktion als auch die koronare flußabhängige, endothelvermittelte Vasodilatation (FDD) epikardialer Koronararterien bei 147 Patienten ohne signifikante Koronarstenosen ein unabhängiger Prädiktor für konsekutive kardiovaskuläre Ereignisse (über einen Beobachtungszeitraum von 82±43 Monaten insgesamt 16 kardiovaskuläre Ereignisse; 29).

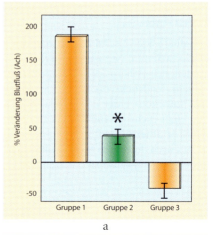

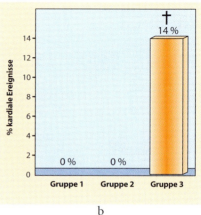

Abb. 5.2a+b: a: Änderung des koronaren Blutflusses in % als Reaktion auf Acetylcholin (Ach) bei Patienten mit normaler Endothelfunktion (Gruppe 1), Patienten mit mäßiger Endotheldysfunktion (Gruppe 2) und Patienten mit starker Endotheldysfunktion.
* $p < 0.0001$ vs Gruppen 1 und 2
b: kardiale Ereignisse (perkutane Revaskularisationen und Myokardinfarkt, CABG und/oder Herztod) bei Patienten mit normaler Endothelfunktion (Gruppe 1), Patienten mit mäßiger Endotheldysfunktion (Gruppe 2) und Patienten mit starker Endotheldysfunktion.
† $p < 0.05$ vs Gruppen 1 und 2 (modif. nach [28]).

Diese Beobachtungen konnten auch an den National Institutes of Health (Bethesda, USA) bei einem noch größeren Patientenkollektiv (308 Patienten) bestätigt werden (30, ☞ Abb. 5.3).

5.2. Klinische Beobachtungen

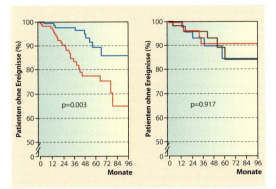

Abb. 5.3: Prognostische Bedeutung der koronaren Endotheldysfunktion. **Links**: 308 Patienten, bei denen eine Herzkatheteruntersuchung erfolgte, wurden eingeteilt in Patienten, welche mit einer Konstriktion (untere Kurve; n=153) bzw. Dilatation (obere Kurve; n=138) auf Acetylcholin im Bereich der Koronargefäße reagierten. Patienten mit einer koronaren Vasokonstriktion entwickelten deutlich mehr klinische kardiovaskuläre Ereignisse im Verlauf. **Rechts**: Für die endothel-unabhängige Vasodilatation (SNP-stimuliert) zeigte sich kein prognostisch relevanter Unterschied (modifiziert nach Halcox et a.; Circulation 2002; 106: 653-8).

Als ein weniger invasives Verfahren wurde von mehreren Arbeitsgruppen auch die prognostische Bedeutung der endothelabhängigen Vasodilatation am Unterarm untersucht (31-34), wobei auch diese Untersuchungen übereinstimmend zeigen konnten, daß die Endothel-abhängige Vasodilatation bei Patienten mit koronarer Herzerkrankung oder kardiovaskulären Risikofaktoren einen unabhängigen Prädiktor für kardiovaskuläre Ereignisse repräsentiert. In einer Untersuchung von Neunteufel et al. bei 77 Patienten, welche zur Abklärung von pektanginösen Beschwerden stationär aufgenommen waren und dann über 5 Jahre beobachtet wurden, zeigte sich, daß eine reduzierte flußabhängige, endothelvermittelte Vasodilatation der Arteria brachialis einen unabhängigen Prädiktor für das Auftreten kardiovaskulärer Ereignisse darstellte (31). Heitzer et al. untersuchten die Acetylcholin-stimulierte Blutflußzunahme am Unterarm bei 281 Patienten mit KHK, welche einen unabhängigen Prädiktor für kardiovaskuläre Ereignisse darstellte (33). Interessanterweise wurde in dieser Studie eine Subgruppe (179 Patienten) untersucht, bei der die prognostische Bedeutung des vaskulären oxidativen Stresses (gemessen als akuter Effekt des Antioxidans Vitamin C auf die endo-

thelabhängige Vasodilatation am Unterarm) analysiert wurde. Dabei zeigte sich, daß bei Patienten mit konsekutiven klinischen kardiovaskulären Ereignissen primär ein stärkerer Effekt des Antioxidans Vitamin C auf die vaskuläre NO-Verfügbarkeit nachweisbar war, was die Bedeutung des oxidativen Stress für die Endotheldysfunktion und Prognose unterstreicht (33).

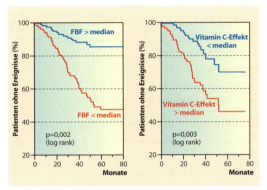

Abb. 5.4: Prognostische Bedeutung der Endotheldysfunktion am Unterarm - Rolle des oxidativen Stress. **Links**: 281 Patienten mit koronarer Herzerkrankung, eingeteilt nach dem Grad der Endotheldysfunktion getestet mit Acetylcholin am Unterarm. Patienten in der Gruppe mit der schlechteren Endothelfunktion entwickelten wesentlich mehr klinische Ereignisse im follow-up. **Rechts**: Untersuchung eine Subgruppe der Patienten (n=179), eingeteilt nach dem akuten Effekt des Antioxidans Vitamin C auf die Acetylcholin-getestete Endothelfunktion am Unterarm. Bei der Gruppe mit einem stärkeren Effekt von Vitamin C, das heißt mit mehr NO-Inaktivierung durch Radikale, zeigt sich eine ungünstigere Prognose (modifiziert nach Heitzer et al.; Circulation 2001; 104: 2673-8).

Während die bisher vorliegenden Studien zusammengenommen das Konzept, daß die Endothelfunktionsstörung einen wichtigen prognostischen Prädiktor darstellt und eine wesentliche Rolle bei der Entstehung kardiovaskulärer Ereignisse spielt, nachhaltig unterstützen, sind noch weitere prospektive Untersuchungen erforderlich, bevor ein solcher Endothelfunktions-Test sinnvoll in der klinischen Praxis (möglicherweise auch in der Primärprävention) eingesetzt werden kann. Die meisten bisherigen Studien wurden retrospektiv und mit unterschiedlicher Methodik durchgeführt. Eine solche prospektive Untersuchung wird gegenwärtig im Rahmen der Framingham Studie durchgeführt.

Allerdings sind die Ergebnisse bereits publizierter Interventionsstudien, u.a. die AVERT-Studie (mit Atorvastatin) (35), durchaus mit einem raschen vaskulären Effekt, wie dies für die Endothelfunktion der Fall ist, erklärbar. Es steht jedoch der Beweis aus, daß eine endotheliale Dysfunktion ein kausales Element darstellt, dessen Prävention die Entstehung und Progression der Arteriosklerose günstig beeinflußt.

> Sollten allerdings die o.g. Beobachtungen durch weitere prospektive Studien bestätigt werden, würde die Beeinflussung der Endothelfunktion eine klinisch relevante, neue therapeutische Zielgröße darstellen, was heute als sehr wahrscheinlich angesehen werden kann.

Natürlich haben diese Befunde das Interesse am Verständnis der Mechanismen der Endotheldysfunktion weiter verstärkt, was in den folgenden Kapiteln bei den einzelnen Risikofaktoren, insbesondere bei der Hypercholesterinämie, und im Kapitel koronare Herzerkrankung abgehandelt werden soll.

5.3. Literatur

1. *Ross R.* Atherosclerosis - an inflammatory disease. N Engl J Med 1999;340:115-26.

1a. *Tsao PS, McEvoy LM, Drexler H, Butcher EC, Cooke JP.* Enhanced endothelial adhesiveness in hypercholesterolemia is attenuated by L-arginine. Circulation 1994;89: 2176-2182

2. *Theilmeier G, Chan JR, Zalpour C, Anderson B, Wang BY, Wolf A, Tsao PS, Cooke JP.* Adhesiveness of mononuclear cells in hypercholesterolemic humans is normalized by dietary L-arginine. Arterioscler Thromb Vasc Biol 1997;17:3557-3564

3. *Kubes P, Suzuki M, Granger DN.* Nitric oxide: an endogenous modulator of leukocyte adhesion. Proc Natl Acad Sci USA 1991;88:4651-4655

4. *Bath PM, Hassall DG, Gladwin AM, Palmer RM, Martin JF.* Nitric oxide and prostacyclin. Divergence of inhibitory effects on monocyte chemotaxis and adhesion to endothelium in vitro. Arterioscler Thromb 1991;11:254-260

5. *Tsao PS, Buitrago R, Chan JR, Cooke JP.* Fluid flow inhibits endothelial adhesiveness. Nitric oxide and transcriptional regulation of VCAM-1. Circulation 1996;94: 1682-1689

5a. *Lefer DJ, Jones SP, Girod WG, Baines A, Grisham MB, Cockrell AS, Huang PL, Scalia R.* Leukocyte-endothelial cell interactions in nitric oxide synthase-deficient mice. Am J Physiol 1999; 276: H1943-50

6. *Qian H, Neplioueva V, Shetty GA, Channon KM, George SE.* Nitric oxide synthase gene therapy rapidly reduced adhesion molecule expression and inflammatory cell infiltration in carotid arteries of cholesterol-fed rabbits. Circulation 1999;99:2979-2982

7. *Boring L, Gosling J, Cleary M, Charo IF.* Decreased lesion formation in CCR2-/- mice reveals a role for chemokines in the initiation of atherosclerosis. Nature 1998; 394:894-897

8. *Zeiher AM, Fisslthaler B, Schray-Utz B, Busse R.* Nitric oxide modulates the expression of monocyte chemoattractant protein 1 in cultured human endothelial cells. Circ Res 1995;76:980-986

9. *Tsao PS, Wang B, Buitrago R, Shyy JY, Cooke JP.* Nitric oxide regulates monocyte chemotactic protein-1. Circulation 1997;96:934-940

10. *Niebauer J, Dulak J, Chan JR, Tsao PS, Cooke JP.* Gene transfer of nitric oxide synthase - effects on endothelial biology. J Am Coll Cardiol 1999;34:1201-1207

11. *Garg UC, Hassid A.* Nitric oxide-generating vasodilators and 8-bromo-cyclic guanosine monophosphate inhibit mitogenesis and proliferation of cultured rat vascular smooth muscle cells. J Clin Invest 1989;83:1774-1777

12. *Von der Leyen HE, Gibbons GH, Morishita R, Lewis NP, Zhang L, Nakajima M, Kaneda Y, Cooke JP, Dzau VJ.* Gene therapy inhibiting neointimal vascular lesion: in vivo transfer of endothelial cell nitric oxide synthase gene. Proc Natl Acad Sci USA 1995;92:1137-1141

13. *Boeger-RH, Bode-Boeger SM, Kienke S, Stan AC, Nafe R, Frolich JC.* Dietary L-arginine decreases myointimal cell proliferation and vascular monocyte accumulation in cholesterol-fed rabbits. Atherosclerosis 1998;136:67-77

14. *Boulanger C, Lüscher T.* Release of endothelin from the porcine aorta. J Clin Invest 1990;85:587-90

14a. *Kuhlencordt PJ, Gyurko R, Han F, Scherrer-Crosbie M, Aretz TH, Hajjar R, Picard MH, Huang PL.* Accelerated atherosclerosis, aortic aneurysm formation, and ischemic heart disease in apolipoprotein E/endothelial nitric oxide synthase double-knockout mice. Circulation 2001; 104: 448-54

14b. *Chen J, Kuhlencordt PJ, Astern J, Gyurko R, Huang PL.* Hypertension does not account for the accelerated atherosclerosis and development of aneurysms in male apolipoprotein e/endothelial nitric oxide synthase double knockout mice. Circulation 2001; 104: 2391-4

15. *Cooke JP, Singer AH, Tsao PS, Zera P, Rowan RA, Billingham ME.* Anti-atherogenic effects of L-arginine in the hypercholesterolemic rabbit. J Clin Invest 1992;90: 1168-1172

5.3. Literatur

16. *Wang BY, Singer AH, Tsao PS, Drexler H, Kosek J, Cooke JP*. Dietary arginine prevents atherogenesis in the coronary artery of the hypercholesterolemic rabbit. J Am Coll Cardiol 1994;23:452-458

17. *Boeger RH, Bode-Boeger SM, Brandes RP, Phivthongngam L, Bohme M, Nafe R, Mugge A, Frolich JC*. Dietary L-arginine reduces the progression of atherosclerosis in cholesterol-fed rabbits: comparison with lovastatin. Circulation 1997;96:1282-1290

18. *Aji W, Ravalli S, Szabolcs M, Jiang X, Sciacca RR, Michler RE, Cannon PJ*. L-arginine prevents xanthoma development and inhibits atherosclerosis in LDL receptor knock out mice. Circulation 1997;95:430-437

19. *Cayatte AJ, Palacine JJ, Horten K, Cohen RA*. Chronic inhibition of nitric oxide production accelerates neointima formation and impairs endothelial function in hypercholesterolemic rabbits. Arterioscler Thromb 1994; 14:753-759

20. *Candipan RC, Wang BY, Buitrago R, Tsao PS, Cooke JP*. Regression or progression. Dependency on vascular nitric oxide. Arterioscler Thromb Vasc Biol 1996;16:44-50

21. *Wang BY, Ho HK, Lin PS, Schwarzacher SP, Pollman MJ, Gibbons GH, Tsao PS, Cooke JP*. Regression of atherosclerosis: role of nitric oxide and apoptosis. Circulation 1999;99:1236-1241

21a. *Chen J, Kuhlencordt P, Urano F, Ichinose, Astern, Huang PL*. L-Arginine on Atherosclerosis in ApoE Knockout and ApoE/Inducible NO Synthase Double-Knockout Mice. Arterioscler Thromb Vasc Biol 2003 23: 97 - 103

21b. *Loscalzo J*. L-Arginine in Atherosclerosis: Consequences of Methylation Stress in a Complex Catabolism? Arterioscler Thromb Vasc Biol 2003 23: 3 - 5

22. *De Draaf JC, Banga JD, Moncada S, Palmer RM, deGroot PG, Sixma JJ*. Nitric oxide functions as an inhibitor of platelet adhesion under flow conditions. Circulation 1992;85:2284-2290

23. *Tsao PS, Theilmeier G, Singer AH, Leung LL, Cooke JP*. L-arginine attenuates platelet reactivity in hypercholesterolemic rabbits. Arterioscler Thromb 1994;14:1529-1533

24. *Wolf A, Zalpour C, Theilmeier G, Wang BY, Ma A, Anderson B, Tsao PS, Cooke JP*. Dietary L-arginine supplementation normalizes platelet aggregation in hypercholesterolemic humans. J Am Coll Cardiol 1997;29:479-485

25. *Diodati JG, Dakak N, Gilligan DM, Quyyumi AA*. Effect of atherosclerosis on endothelium-dependent inhibition of platelet activation in humans. Circulation 1998; 98:17-24

26. *Freedman JE, Ting B, Hankin B, Loscalzo J, Keaney JF, Vita JA*. Impaired platelet production of nitric oxide predicts presence of acute coronary syndroms. Circulation 1998;98:1481-1486

27a *Landmesser U, Harrison DG*. Oxidant stress as a marker for cardiovascular events: Ox marks the spot. Circulation 2001; 104: 2638-40

27b *Vita JA, Keaney JF Jr*. Endothelial function: a barometer for cardiovascular risk? Circulation 2002; 106: 640-2

28. *Al Suwaidi J, Hamasaki S, Higano ST, Velianou JL, Araujo NA, Lerman A*. Long-term follow-up of patients with mild coronary artery disease and endothelial dysfunction. Circulation 2000;101:948-54

29. *Schächinger V, Britten MB, Zeiher AM*. Impaired epicardial coronary vasoreactivity predicts for adverse cardiovascular events during long-term follow-up. Circulation 1999;100 (Suppl.1): I-54 (abstr)

30. *Halcox JP, Schenke WH, Zalos G, Mincemoyer R, Prasad A, Waclawiw MA, Nour KR, Quyyumi AA*. Prognostic value of coronary vascular endothelial dysfunction. Circulation 2002; 106: 653-8

31. *Neunteufl T, Heher S, Katzenschlager R, Wolfl G, Kostner K, Maurer G, Weidinger F*. Late prognostic value of flow-mediated dilation in the brachial artery of patients with chest pain. Am J Cardiol 2000; 86: 207-10

32. *Perticone F, Ceravolo R, Pujia A, Ventura G, Iacopino S, Scozzafava A, Ferraro A, Chello M, Mastroroberto P, Verdecchia P, Schillaci G*. Prognostic significance of endothelial dysfunction in hypertensive patients. Circulation. 2001;104:191-6.

33. *Heitzer T, Schlinzig T, Krohn K, Meinertz T, Munzel T*. Endothelial dysfunction, oxidative stress, and risk of cardiovascular events in patients with coronary artery disease. Circulation 2001; 104: 2673-8

34. *Gokce N, Keaney JF Jr, Hunter LM, Watkins MT, Menzoian JO, Vita JA*. Risk stratification for postoperative cardiovascular events via noninvasive assessment of endothelial function: a prospective study. Circulation 2002; 105: 1567-72

35. *Pitt B, Waters D, Brown WV, van Boven AJ, Schwartz L, Title LM, Eisenberg D, Shurzinske L, McCormick LS*. Aggressive lipid-lowering therapy compared with angioplasty in stable coronary artery disease. Atorvastatin versus Revascularization Treatment Investigators. N Eng. J Med 1999;341(2).

Arterielle Hypertonie

6. Arterielle Hypertonie

Wie in Kapitel 2. im Detail besprochen, wird NO kontinuierlich im Endothel durch die endotheliale NO-Synthase gebildet und freigesetzt. Diese kontinuierliche basale NO-Sekretion hält die Gefäße in einem "dilatierten" Zustand. Dies gilt auch für periphere Widerstandsgefäße, welche den Blutdruck im wesentlichen regulieren. Hemmung dieser basalen NO-Bildung und Freisetzung führt im Tierversuch kurz und langfristig zu hypertonen Blutdruckwerten. Insbesondere führt die Ausschaltung des Gens für die eNOS zu erhöhten Blutdruckwerten (1).

> Es lag somit der Verdacht nahe, daß eine verminderte endotheliale Bioverfügbarkeit von NO an der Entstehung einer arteriellen Hypertonie beteiligt ist.

In der Tat konnte gezeigt werden, daß auch die basale Freisetzung von **NO bei Patienten mit arterieller Hypertonie vermindert** ist (1a, 2). Darüber hinaus findet sich bei Patienten mit essentieller Hypertonie eine **reduzierte Endothel-abhängige Vasodilatation in den peripheren Widerstandsgefäßen nach Stimulation** (3,4).

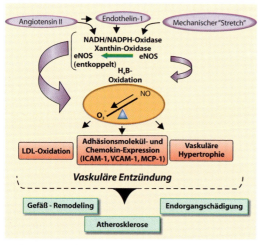

Abb. 6.1: Oxidativer Stress, Endotheldysfunktion und vaskuläre Entzündung bei der arteriellen Hypertonie.

Die verminderte Acetylcholin-vermittelte Vasodilatation bei arterieller Hypertonie kann im Einzelfall offensichtlich sehr variabel sein und ist nicht bei allen Patienten nachweisbar (5). Experimentelle und klinisch-experimentelle Untersuchungen weisen darauf hin, daß insbesondere bei Formen der Hypertonie die mit systemischer oder lokaler Aktivierung des Renin-Angiotensin Systems einhergehen, eine Endotheldysfunktion zu beobachten ist (5a,b).

Die meisten, jedoch nicht alle Untersuchungen weisen daraufhin, daß bei Patienten mit arterieller Hypertonie die verminderte Endothel-abhängige Vasodilatation auch in epikardialen Koronararterien und in den Widerstandsgefäßen auftritt (6-9). Da die arterielle Hypertonie häufig mit einem variablen Grad der kardialen Hypertrophie verbunden ist, ist die Mikrozirkulationsstörung schwierig zu beurteilen. Daher wird der Einfluß der systemischen Hypertonie auf die Veränderung der koronaren Mikrogefäße in Bezug auf die Endothelfunktion kontrovers diskutiert.

Ist die verminderte endotheliale NO-Verfügbarkeit eine primäre Ursache und Erklärung für eine arterielle Hypertonie?

Eine Reihe von experimentellen und z.T. klinischen Beobachtungen deuten eher darauf hin, daß die verminderte endotheliale NO-Freisetzung und die gestörte endothelial-vermittelte Vasorelaxation die Folge einer (länger bestehenden) Hypertonie ist, also sekundär Folge des hohen Blutdrucks. Andererseits wurde von Menschen mit normalem Blutdruck und Endotheldysfunktion berichtet, die eine familiäre Vorbelastung mit Hypertonie aufweisen. Dies könnte ein Hinweis dafür sein, daß genetische Faktoren bei einem Teil der hypertensiven Patienten an der Entwicklung der gestörten endothelial vermittelten Relaxation beteiligt sind (10). Große prospektive Studien sind notwendig, um diese Frage zu klären.

6.1. Molekulare Mechanismen der gestörten Endothelfunktion

Die molekularen Mechanismen der gestörten Endothelfunktion sind bei der arteriellen Hypertonie nicht sicher geklärt. Allerdings mehren sich die Hinweise dafür, daß eine

- gestörte Signaltransduktion als Stimulus für die Freisetzung von NO und

6.1. Molekulare Mechanismen der gestörten Endothelfunktion

- ein gesteigerter vaskulärer oxidativer Stresse (u.a. erhöhte Inaktivierung von NO durch Sauerstoffradikale)

eine wichtige Rolle spielen (11, 11a). Die reduzierte basale NO-Freisetzung scheint nicht durch eine verringerte Verfügbarkeit des Substrates von NO hervorgerufen zu werden, da L-Arginin nicht in der Lage ist, die Acetylcholin-induzierte Steigerung des Blutflusses bei diesen Patienten zu verbessern (12). Untersuchungen von *Panza* et al. deuten darauf hin, daß die Signaltransduktion über die Stimuli wie Azetylcholin, Bradykinin oder Substanz P, die die Freisetzung von NO steigern, jenseits der involvierten G-Proteine gestört ist (im Phosphoinositol-Weg), während der cAMP vermittelte Weg in seiner Stimulation der NO-Freisetzung erhalten ist (17-19).

Auch gibt es gute Hinweise dafür, daß **gesteigerter vaskulärer oxidativer Stress die NO-Bioverfügbarkeit bei der arterieller Hypertonie vermindert**, u.a. durch vermehrte Inaktivierung von NO durch Sauerstoffradikale. So kann mit dem Antioxidans **Vitamin C** eine verbesserte basale und stimulierte NO-Freisetzung und Vasodilatation beobachtet werden (20,21,5b). Vitamin C verhindert dabei wahrscheinlich nicht nur die direkte Inaktivierung von NO durch Sauerstoffradikale, sondern auch die Oxidierung des NO-Synthase Kofaktors Tetrahydrobiopterin im Endothel (21a). Experimentelle Untersuchungen weisen darauf hin, dass eine gesteigerte endotheliale Oxidierung von Tetrahydrobiopterin einen wesentlichen Mechanismus darstellt, welcher zur verminderten endothelialen NO Verfügbarkeit bei der arteriellen Hypertonie führt (21b). Interessanterweise konnte in Tetrahydrobiopterin-defizienten Mäusen ein erhöhter Blutdruck beobachtet werden (21c). Duffy et al. konnten in einer Studie an 19 Patienten zeigen, daß eine 4-wöchige Therapie mit Vitamin C (500 mg täglich) zu einer Senkung des arteriellen Blutdrucks führte (22). Dieser Befund bedarf allerdings noch der Bestätigung in größeren prospektiven Studien. Im Kapitel 14 soll ausführlicher auf mögliche Limitationen einer Langzeit-Therapie mit antioxidativen Vitaminen eingegangen werden.

Bei Patienten mit renovaskulärer Hypertonie konnte ein günstigen Effekt von Vitamin C auf die Endothel-abhängige Vasodilatation vor, aber nicht nach Angioplastie der A. renalis gezeigt werden, was weiter für die Bedeutung von oxidativem Stress für die Endotheldysfunktion bei der Hypertonie spricht (5b). Die Verbesserung der Acetylcholin-stimulierten, Endothel-abhängigen Vasodilation am Unterarm nach renaler Angioplastie war dabei eng mit der Reduktion von Markern des oxidativen Stress (8-Hydroxy-2'-Deoxyguanosine und MDA) korreliert (5b). Experimentelle Befunde unterstützen das Konzept, daß der vaskuläre oxidative Stress wesentlich an der Ausprägung der arteriellen Hypertonie (☞ auch Abb. 6.1) beteiligt ist. So kann durch Applikation von Superoxid Dismutase der Angiotensin II induzierte Blutdruck-Anstieg um 50 % vermindert werden (22a). Ähnliche Befunde zeigten sich auch im Mausmodell, wo eine essentielle Komponente der vaskulären NADPH-Oxidase, eines wichtigen Sauerstoffradikal-produzierenden Enzyms der Gefäßwand, ausgeschaltet war (22b). Dies ging mit einer erheblichen Reduktion des Blutdruck-Effekts von Angiotensin II einher.

> Diese Beobachtungen stützen die Bedeutung von oxidativem Stress bei arterieller Hypertonie (☞ Abb. 6.1).

Auch gibt es Hinweise dafür, daß es Unterschiede gibt zwischen Patienten mit essentieller Hypertonie und einigen sekundären Hypertonieformen wie z.B. dem primären Hyperaldosteronismus oder der renovaskulären Hypertonie. Die Behandlung mit Indometachin kann die Acetylcholin-induzierte Vasodilatation im Unterarm bei Patienten mit essentieller Hypertonie verbessern, jedoch nicht bei der sekundären Hypertonie.

> Diese Beobachtung deutet darauf hin, daß ein Cyclooxygenase-abhängiger vasokonstriktiver Mechanismus an der verringerten Endothel-abhängigen Relaxation bei der essentiellen Hypertonie einen Anteil hat (13).

Ein weiterer im Endothel gebildeter Faktor bei der Hypertonie könnte das **Endothelin** (ET-1) sein. Einige Forscher haben einen erhöhten Plasma-Spiegel von ET-1 gefunden, andere dagegen nicht (14). Allerdings spiegelt die Messung des ET-1-Spiegels im Kreislauf nicht unbedingt die biologische Wirkung des Endothelins im Gefäß wider, da ET-1 in erster Linie abluminal sezerniert wird. Insofern ist die pathophysiologische Rolle des

Plasma-Endothelin-Spiegels noch nicht geklärt. Einige Untersuchungen deuten darauf hin, daß die vaskuläre Lokalisation des Endothelins der proliferativen Aktivität in der Gefäßwand folgt (15). Endothelin-Antagonisten wie Bosentan haben gezeigt, daß Endothelin an der Blutdruckregulation bei Patienten mit Hypertonie beteiligt ist (16).

Der Effekt der antihypertensiven Therapie wurde in Bezug auf

- Ca-Antagonisten
- ACE-Hemmer
- AT_1-Rezeptor-Antagonisten

und andere Substanzen untersucht. Im Prinzip fand sich für die Mehrzahl dieser Interventionen eine **Verbesserung der Endothel-abhängigen Vasodilatation**, z.T dosisabhängig, mit unterschiedlichem Ausmaß der Verbesserung. In den meisten Studien war der positive Effekt allerdings mit dem antihypertensiven Effekt dieser Substanzen verknüpft, d.h. die günstige Wirkung der antihypertensiven Behandlung auf die Endothelfunktion bei arterieller Hypertonie scheint von dem blutdrucksenkenden Effekt dieser Mittel abhängig zu sein.

Die funktionelle Bedeutung der gestörten endothelialen NO-Verfügbarkeit bei Hypertonikern ist z.Z. nicht sicher abschätzbar. Dennoch ist davon auszugehen, daß die verminderte endotheliale NO-Verfügbarkeit sowohl die Blutdruckhöhe beeinflußt, als auch strukturelle Folgen hat, zumal NO das Wachstum von glatten Gefäßmuskelzellen hemmt, also einer Gefäßwandverdickung in peripheren Widerstandsgefäßen entgegen wirkt. Die protektive Wirkung von NO bei Hypertonikern wird erst mit der Entwicklung von therapeutischen Strategien nachweisbar sein, die selektiv die endotheliale NO-Verfügbarkeit erhöhen ohne gleichzeitige Aktivierung von Radikalbildung.

6.2. Literatur

1. *Huang PL, Huang Z, Mashimo H, Bloch KD, Moskowitz MA, Bevan JA, Fishman MC.* Hypertension in mice lacking the gene for endothelial nitric oxide synthase. Nature 1995; 377: 239-42

1a. *Calver A, Collier J, Moncada S, Vallance P.* Effect of local intra-arterial NG-monomethyl-L-arginine in patients with hypertension: the nitric oxide dilator mechanism appears abnormal. Hypertension 1992;10:1025-31

2. *Panza JA, Casiono PR, Badar DM, Quyyumi AA.* Effect of increased availability of endothelium-derived nitric oxide precursor on endothelium-dependent vascular relaxation in normal subjects and in patients with essential hypertension. Circulation 1993;87:1475-81

3. *Linder L. Kiowski W, Buhler FR, Lüscher TF.* Indirect evidence for release of endothelium-derived relaxing factor in human forearm circulation in vivo. Blunted response in essential hypertension. Circulation 1990;81: 1762-1767

4. *Panza JA, Quyyumi AA, Brush JE Jr, Epstein SE.* Abnormal endothelium-dependent vascualr relaxation in patients with essential hypertension. N Engl J Med 1990; 323:22-7

5. *Cockcroft JR, Chowienczyk PJ, Benjamin N, Ritter JM.* Preserved endothelium-dependent vasodilatation in patients with essential hypertension. N Engl J Med 1994; 330;1036-40

5a. *Rajagopalan S, Kurz S, Munzel T, Tarpey M, Freeman BA, Griendling KK, Harrison DG.* Angiotensin II-mediated hypertension in the rat increases vascular superoxide production via membrane NADH/NADPH oxidase activation. Contribution to alterations of vasomotor tone. J Clin Invest 1996 Apr 15;97(8):1916-23

5b. *Higashi Y, Sasaki S, Nakagawa K, Matsuura H, Oshima T, Chayama K.* Endothelial function and oxidative stress in renovascular hypertension. N Engl J Med 2002; 346: 1954-62

6. *Zeiher AM, Drexler H, Saurbier B, Just H.* Endothelium-mediated coronary bloodlow modulation in humans: Effects of age, atherosclerosis, hypercholesterolemia, and hypertension. J Clin Invest 1993;92:652-662.

7. *Egashira K, Inou T, Hirooka Y, Yamada A, Maruoka Y, Kai H, Sugimachi M, Suzuki S, Takeshita A.* Impaired coronary blood flow response to acetylcholin in patients with coronary risk factors and proximal atherosclerotic lesions. J Clin Invest 1993;91:29-37.

8. *Treasure CB, Klein JL, Vita JA, Manoukian SV, Renwick GH, Selwyn AP, Ganz P, Alexander RW.* Hypertension and left ventricular hypertrophy are associated with impaired endothelium-mediated relaxation in human coronary resistance vessels. Circulation 1993;87:86-93

9. *Treasure CB, Manoukian SV, Klein JL, Vita JA, Nabel EG, Renwick GH, Selwyn AP, Alexander RW, Ganz P.* Epicardial coronary artery responses to acetylcholine are impaired in hypertensive patients. Circ Res 1992;71:776-81

10. *Taddei S, Virdis A, Mattei P, Ghiadoni L, Sudano I, Salvetti A.* Defective L-arginine-nitric oxide pathway in offspring of essential hypertensive patients. Circulation 1996;94:1298-303

11. *Panza JA, Casino PR, Kilcoyne CM, Quyyumi AA.* Impaired endothelium-dependent vasidilation in patients with essential hypertension: evodence that the abnorma-

lity is not at the muscarinic receptor level. J Am Coll Cardiol 1994;23:1610-6

11a. *Landmesser U, Harrison DG.* Oxidative stress and vascular damage in hypertension. Coron Artery Dis 2001; 12: 455-61

12. *Panza JA, Casino PR, Kilcoyne CM, Quyyumi AA.* Role of endothelium-derived nitric oxide in the abnormal endothelium-dependent vascular relaxation of patients with essential hypertension. Circulation 1993;87:1468-74

13. *Taddei S, Virdis A, Mattei P, Salvetti A.* Vasodilation to acetylcholine in primary and secondary forms of human hypertension. Hypertension 1993;21:929-933

14. *Miller RC, Pelton JP, Huggins JP.* Endothelins: from receptors to medicine. Trends Pharmacol Sci 1993;14:54-60.

15. *Hasegawa K, Fujiwara T, Doyama K et al.* Expression of endothelin-1-selective receptor gene in thickened arterial intinma of patients with hypertension. Circulation 1992;86:I-239(suppl.)

16. *Krum H, Viskoper RJ, Lacourciere Y, Budde M, Charlton V.* The effect of an endothelin-receptor antagonist, bosentan, on blood pressure in patients with essential hypertension. Bosentan Hypertension Investigators. N Engl J Med 1998;338:784-90

17. *Cardillo C, Kilcoyne CM, Cannon RO 3rd, Quyyumi AA, Panza JA.* Xanthine oxidase inhibition with oxypurinol improves endothelial vasodilator function in hypercholesterolemic but not in hypertensive patients. Hypertension 1997;30:57-63

18. *Kelm M, Priek M, Hafner DJ, Strauer BE.* Evidence for a multifactorial process involved in the impaired flow response to nitric oxide in hypertensive patients with endothelial dysfunction. Hypertension 1996;27:346-53

19. *Cardillo C, Kicoyne CM, Quyyumi AA, Cannon RO 3rd, Panza JA.* Selective defect in nitric oxide synthesis may explain the impaired endothelium-dependent vasodilation in patients with essential hypertension. Circulation 1998;97:851-6.

20. *Solzbach U, Hornig B, Jeserich M, Just H.* Vitamin C improves endothelial dysfunction of epicardial coronary arteries in hypertensive patients. Circulation 1997; 96: 1513-9

21. *Taddei, S, Virdis A, Ghiadoni L, Magagna A, Salvetti A.* Vitamin C improves endothelium-dependent vasodilation by restoring nitric oxide avtivity in essential hypertension. Circulation 1998,97:2222-9

21a. *Heller R, Unbehaun A, Schellenberg B, Mayer B, Werner-Felmayer G, Werner ER.* L-ascorbic acid potentiates endothelial nitric oxide synthesis via a chemical stabilization of tetrahydrobiopterin. J Biol Chem 2001 Jan 5;276(1):40-7

21b. *Landmesser U, Dikalov S, Price SR, McCann L, Fukai T, Holland SM, Mitch WE, Harrison DG.* Oxidation of tetrahydrobiopterin leads to uncoupling of endothelial nitric oxide synthase in hypertension: Role of the NAD(P)H Oxidase. J Clin Invest 2003 (in Druck)

21c. *Cosentino F, Barker JE, Brand MP, Heales SJ, Werner ER, Tippins JR, West N, Channon KM, Volpe M, Luscher TF.* Reactive oxygen species mediate endothelium-dependent relaxations in tetrahydrobiopterin-deficient mice. Arterioscler Thromb Vasc Biol 2001; 21: 496-502

22. *Duffy SJ, Gokce N, Holbrook M, Huang A, frei B, Keaney JF Jr. Vita JA.* Treatment of hypertension with ascorbic acid. Lancet 1999, 354:2048-9

22a. *Laursen JB, Rajagopalan S, Galis Z, Tarpey M, Freeman BA, Harrison DG.* Role of superoxide in angiotensin II-induced but not catecholamine-induced hypertension. Circulation 1997; 95(3):588-93

22b. *Landmesser U, Cai H, Dikalov S, McCann L, Hwang J, Jo H, Holland SM, Harrison DG.* Role of p47(phox) in vascular oxidative stress and hypertension caused by angiotensin II. Hypertension 2002; 40: 511-5

Risikofaktor Rauchen

7. Risikofaktor Rauchen

7.1. Grundlagen

Zigarettenrauchen ist ein wichtiger Risikofaktor für die Entwicklung der Atherosklerose und ist eng verbunden mit

- koronaren
- zerebralen und
- peripheren

Gefäß-Krankheiten. Der genaue Mechanismus der raucherbedingten arteriellen Krankheiten ist noch unbekannt. Eine Reduktion der Prostazyklin-Produktion und eine erhöhte Blutplättchen-Gefäßwand-Interaktion wurde bereits beschrieben (1, 2, 3). Die Beobachtungen zur Endothelfunktion sind dagegen im Hinblick auf die Wirkung des Rauchens widersprüchlich. Neuere Studien haben eine beeinträchtigte Fluß-vermittelte Gefäßerweiterung am Unterarm bei chronischen Rauchern ergeben (4). Dies deutet auf eine beeinträchtigte Endothelfunktion der Leitungsgefäße hin. Während z.T. keine signifikante Verbindung zwischen dem Rauchen und der endothelialen Dysfunktion der epikardialen Arterien festgestellt wurde (5), fanden andere eine verminderte koronare Vasodilatation als Reaktion auf Acetylcholin (6) und einen erhöhten Fluß (7).

Ähnlich unterschiedliche Resultate sind publiziert worden hinsichtlich der Endothel-abhängigen Relaxation der peripheren Widerstandsgefäße bei Rauchern, untersucht anhand der Infusion von Acetylcholin und Messung des Unterarm-Blutflusses. Ob das Rauchen die Endotheldysfunktion hervorruft oder nicht, scheint von der Höhe des Zigarettenkonsums abzuhängen. *Rangemark* und *Wennmalm* (8) haben eine erhöhte vaskuläre Reaktion auf Acetylcholin, Natrium-Nitroprussid und auf reaktive Hyperämie bei Rauchern gezeigt. Dies deutet auf eine **raucherbedingte unspezifisch erhöhte Sensibilität der vaskulären Muskulatur bei Einfluß vasodilatierender Stimulantien** hin.

Eine Dosis-Abhängigkeit der durch das Rauchen bedingten Endotheldysfunktion wird auch durch jüngere Studien gestützt, die eine signifikante umgekehrte Korrelation zwischen der Anzahl der gerauchten Schachteln pro Jahr und einer Fluß-vermittelten Dilatation der Armarterien gefunden haben (4). Eine dosisabhängige Verschlechterung der Endothelfunktion wurde auch für Passiv-Rauchen berichtet (9). Die überwiegende Zahl der Daten zeigt somit, daß jahrelanger, hoher Nikotinabusus mit einer deutlichen reduzierten Reaktion auf Acetylcholin in den Unterarm-Widerstandsgefäßen verbunden ist. Diese Beeinträchtigung scheint jedoch begrenzt zu sein auf die Endothel-abhängige Dilatation, weil die Wirkungen auf den Endothel-abhängigen Vasodilatator Natrium-Nitroprussid nicht vermindert werden (10). Die beeinträchtigte Reaktion auf Acetylcholin bei Rauchern stimmt mit der Erkenntnis überein, daß Rauchen mit einem beeinträchtigten stimulierten Abgabe (= Verfügbarkeit) von NO der peripheren Widerstandsgefäße verbunden ist. Auch gibt es Hinweise dafür, daß die Vasokonstrikor-Reaktion auf Hemmung von NO durch L-NMMA bei Langzeit-Rauchern reduziert ist (11).

Obwohl der Mechanismus, durch den das chronische Rauchen die Endothel-Funktion beeinträchtigt, noch nicht genau bekannt ist, spricht eine Reihe von Befunden dafür, daß eine erhöhte vaskuläre und möglicherweise auch systemische Sauerstoffradikal-Bildung wesentlich an der verminderten Bioverfügbarkeit von NO beteiligt ist. Es ist denkbar, daß diese Radikale die Fett-Peroxidation steigern und auch die Bildung von oxidiertem LDL erhöhen. Tatsächlich wurden erhöhte Plasma-Spiegel des oxidierten LDL bei chronischen Rauchern nachgewiesen. Zahlreiche Untersuchungen haben in einer Reihe von unterschiedlichen experimentellen Modellen eine Hemmung der Endothel-abhängigen Dilatation durch oxidiertes LDL ergeben (12, 13). Weiterhin gibt es Untersuchungen die für eine Dysfunktion ("Entkopplung") der endothelialen NO-Synthase bei Rauchern sprechen, was durch einen Mangel an Tetrahydrobiopterin, dem Kofaktor der NO-Synthase, bedingt zu sein scheint (13a). Im "entkoppelten Zustand" wird die endotheliale NO-Synthase zu einer wichtigen endothelialen Sauerstoffradikal-Quelle. Erste Befunde sprechen auch für eine mögliche Bedeutung einer erhöhten Sauerstoffradikalproduktion durch die Xanthin-Oxidase (eine Superoxid Anionen Quelle) für die Endotheldysfunktion bei Rauchern. So konnte in einer Studie an 14 Rauchern und 14 Kontrollpersonen gezeigt werden, dass der Xanthin Oxidase Hemmstoff Allopurinol die Endothelfunktion bei Rauchern, nicht aber bei den Kontrollpersonen, erheblich verbesserte (13b). Die Bedeutung des gesteigerten oxidativen Stress für die Endotheldysfunktion bei Rauchern wird auch durch den beobachteten protektiven Effekt der Antioxidantien Vitamin C und Taurin im Hinblick auf die endothel-abhängige Vasodilatation unterstützt (14,14a). Nach Kurzzeitgabe konnte durch Vitamin C eine erhebliche Verbesserung der Endothel-abhängigen Dilatation der peripheren Widerstandsgefäße beobachtet werden (14). Inwieweit eine chronische Applikation von Vitamin C einen anhaltenden Effekt erzielt, ist zumindest für periphere Leitungsgefäße fraglich (15).

Interessanterweise verstärkt das Rauchen die Endotheldysfunktion bei Patienten mit zusätzlichen anderen Risikofaktoren wie z.B. Hypercholesterinämie (10, ☞ Abb. 7.1). In dieser Hinsicht hat sich auch ein ungünstiger synergetischer Effekt des Rauchens und der Hypercholesterinämie auf die Entwicklung der Atherosklerose in Tiermodellen ergeben.

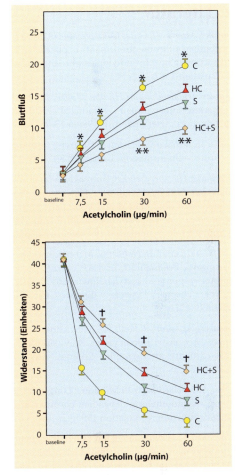

Abb. 7.1: Unterarmblutfluß und Widerstand vor und nach ansteigenden Dosen von Acetylcholin bei Gesunden (C), Patienten mit Hypercholesterinämie (HC), langjährigen Rauchern (S) und Patienten mit Hypercholesterinämie, die gleichzeitig rauchen (HC+S). Alle 3 Patientengruppen weisen einen signifikant höheren Anstieg des Unterarmblutflusses auf als die gesunden Kontrollpersonen (modifiziert nach 10).
* $p < 0{,}5$; ** $p < 0{,}5$ bei ANOVA im Vergleich zu allen anderen Gruppen; † $p < 0{,}5$ gegenüber allen anderen Gruppen. Die Daten sind im Mittel ± SEM.

7.2. Literatur

1. *Nowak J, Murray JJ, Oates JA Fitzgerald GA.* Biochemical evidence of a chronic abnormality in platelet and vascular function in healthy individuals who smoke cigarettes. Circulation 1987;76:6-14

2. *Reinders JH, Brinkmann HJ, van Mourik JA, de Groot PG.* Cigarette smoke impairs endothelial cell prostacyclin production. Arteriosclerosis 1986;6:15-23

3. *Nadler JL, Velasco JS, Horton R:* Cigarette smoking inhibits protacyclin formation. Lancet 1983;1:1248-1250

4. *Celermaier DS, Sorensen KE, Georgakopoulos D, Bull C, Thomas O, Robinson J, Deanfield JE.* Cigarette smoking is associated with dose-related and potentially reversible impairment of endothelium-dependent dilation in healthy young adults. Circulation 1993;88:2149-2155

5. *Vita JA, Treasure CB, Nabel EG, McLenachem JM, Fish RD, Yeung AC, Vekhstein VI, Selvy AP, Ganz P.* Coronary vasomotor response to acetylcholine relates to risk factors for coronary artera disease. Circulation 1990;81:491-497

6. *Nitenberg A, Antony I, Foult JM:* Acetylcholin-induced coronary vasoconstriction in young, heavy smokers with normal coronary arteriographic findings. Am J Med 1993;95:71-77

7. *Zeiher AM, Schächinger V, Minners J:* Long-term smoking impairs endothelium dependent coronary arterial vasodilator function. Circulation 1995;92: 1094-1100

8. *Rangemark C, Wennmalm A:* Endothelium-dependent and -independent vasodilation and reactive hyperaemia in healthy smokers. J Cardiovasc Pharmacol 1992;20 (suppl.): S198-S201

9. *Celermajer DS, Adams MR, Clarkson P, Robinson J, McCredie R, Donald A, Deanfield JE:* Passive smoking and impaired endothelium-dependent arterial dilatation in healthy young adults. N Eng J Med 1996;334:150-4

10. *Heitzer T, Yla-Herttuala S, Luoma, Kurz S, Münzel T, Just H, Olschewski M, Drexler H.* Cigarette smoking potentiates endothelial dysfunction of forearm resistance vessels in patients with hypercholsterolemia. Role of oxidized LDL. Circulation 1996;93:1346-1353

11. *Kiowski W, Linder L, Stoschinsky K, Pfisterer M, Burkhardt D, Burkart F, Buhler FR.* Diminished vascular tone to inhibition of endothelium-derived nitric oxide and enhanced vasoconstriction to exogenously administered endothelin-1 in clinically healthy smokers.Circulation 1994;90:27-34

12. *Andrews HE, Bruckdorfer KR, Dunn RC Jacobs M.* Low-density lipoproteins inhibit endothelium-dependent relaxation in rabbit aorta. Nature 1987; 327:237-239

13. *Chin JH, Azhar S, Hoffman BB:* Inactivation of endothelial derived relaxing factor by oxidized lipoproteins. J Clin Invest 1992;89:10-18

13a. *Heitzer T, Brockhoff C, Mayer B, Warnholtz A, Mollnau H, Henne S, Meinertz T, Munzel T.* Tetrahydrobiopterin improves endothelium-dependent vasodilation in chronic smokers: evidence for a dysfunctional nitric oxide synthase. Circ Res 2000; 86: E36-41

13b. *Guthikonda S, Sinkey C, Barenz, Haynes WG.* Xanthine Oxidase Inhibition Reverses Endothelial Dysfunction in Heavy Smokers. Circulation 2003 (published online before print)

14. Heitzer T, Just H, Munzel T: Antioxidant vitamin C improves endothelial dysfunction in chronic smokers. Circulation 1996;94:6-9

14a. *Fennessy FM. Moneley SJ. Wang, Kelly, Bouchier-Hayes DJ.* Taurine and Vitamin C Modify Monocyte and Endothelial Dysfunction in Young Smokers. Circulation 2003 (published online before print)

15. *Raitakari OT, Adams MR, McCredie RJ, Griffiths KA, Stocker R, Celermajer DS:* Oral Vitamin C and endothelial function in smokers: acute improvement, but no sustained beneficial effect. Circulation 1999; 100 (suppl.)I-826

Hypercholesterin-
ämie

8. Hypercholesterinämie

8.1. Grundlagen

Tierexperimentelle Untersuchungen haben gezeigt, daß die Hypercholesterinämie zu einer Beeinträchtigung der Endothel-abhängigen Vasodilatation im Bereich der großen Leitungsgefäße und kleinen Widerstandsgefäße führt. Diese Befunde konnten zunächst nicht ohne weiteres auf die Situation beim Menschen übertragen werden, da im Tiermodell über einen relativ kurzen Zeitraum sehr hohe Serum-Cholesterinspiegel erreicht werden (etwa 10-fach erhöht im Vergleich zu den Kontrollen), während bei Patienten mit Hypercholesterinämie eher moderate Erhöhungen des LDL-Cholesterins über einen langen Zeitraum beobachtet werden.

> In den letzten Jahren konnte aber durch eine Reihe von klinischen Studien gezeigt werden, daß auch Patienten mit Hypercholesterinämie eine erhebliche Beeinträchtigung der Endothel-abhängigen Vasodilatation im Bereich Leitungs- und Widerstandsgefäße aufweisen, wobei insbesondere auch die koronaren Gefäße betroffen sind (1-6).

So wird bei Patienten mit Hypercholesterinämie nach Acetylcholin-Gabe eine ausgeprägte Vasokonstriktion angiographisch unauffälliger Koronararterien beobachtet, während gesunde Probanden ohne kardiovaskuläre Risikofaktoren mit einer Vasodilatation reagieren (☞ Abb. 8.1). Die Endotheldysfunktion bei der Hypercholesterinämie tritt bereits frühzeitig auf. Sorensen et al. konnten zeigen, daß Patienten mit familiärer Hypercholesterinämie bereits im zweiten Lebensjahrzehnt eine abnorme Endothel-abhängige Vasodilatation aufweisen (7).

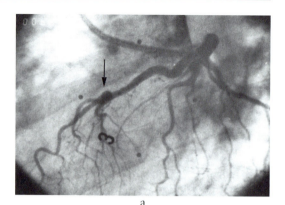
a

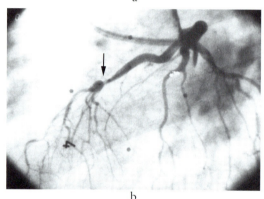
b

Abb. 8.1a+b: Koronarangiogramm eines 24-jährigen Patienten mit familiärer Hypercholesterinämie IIa und positivem Belastungs-EKG, dessen Vater an einem Herzinfarkt in frühen Jahren verstorben ist. **a:** Koronarangiogramm vor intrakoronarer Gabe von Acetylcholin über Infusionskatheter im mittleren Drittel des R. interventrikularis (Pfeil: Lage des Infusionskatheters, ab diesem Segment nach distal hin ist Acetylcholin wirksam). Es zeigen sich normale Koronararterien ohne Wandveränderung. **b:** Nach Acetylcholin zeigt sich ab dem mittleren Segment des R. interventrikularis akut eine hochgradige Vasokonstriktion (Pfeil).

Die Ausprägung der Endotheldysfunktion im Bereich der koronaren Mikrozirkulation ist im allgemeinen mit dem Gesamt-Cholesterinspiegel korreliert (8). Wird die Analyse jedoch auf Patienten mit Hypercholesterinämie beschränkt (und nicht auf ein breites Spektrum des Gesamt-Cholesterins bezogen), ist die Beziehung mit dem Gesamt-Cholesterin nur mäßig.

> Eine wahrscheinliche Erklärung für diese Beobachtung könnte sein, daß das HDL-Cholesterin, dem protektive Effekte bei normalem und erhöhtem LDL-Cholesterin zugeschrieben werden (9), unter anderem durch den Rücktransport von Cholesterin, auch für die Endothelfunktion bei der Hypercholesterinämie eine wichtige Rolle spielt.

Tatsächlich konnten wir zeigen, daß die Ausprägung der Endothelfunktionsstörung vom Verhältnis LDL-/HDL-Cholesterin und vom oxidierten LDL- und weniger vom globalen LDL-Cholesterinspiegel abhängig war (10). Ein günstiger Effekt einer akuten HDL-Infusion auf die Endothelabhängige, NO-vermittelte Vasodilatation bei Patienten mit Hypercholesterinämie konnte kürzlich gezeigt werden (10a).

Es besteht ein deutlicher Geschlechtsunterschied hinsichtlich der Ausprägung der Endotheldysfunktion im Rahmen der Hypercholesterinämie. So ist der Einfluß der Hypercholesterinämie auf die Endothel-abhängige Vasodilatation bei Frauen erheblich geringer (11), was am ehesten auf den protektiven Effekt von Östrogenen zurückgeführt wird (12). Eine zusätzliche Verschlechterung der Endothel-abhängigen Vasodilatation bei Patienten mit Hypercholesterinämie wird durch Rauchen herbeigeführt (13).

8.2. Mechanismen der Endotheldysfunktion bei Hypercholesterinämie

Die Einschränkung der Endothel-abhängigen Vasodilatation bei Patienten mit Hypercholesterinämie ist vor allem auf eine verminderte Bioverfügbarkeit von Stickstoffmonoxid (NO) zurückzuführen (14-16). Das Ansprechen der glatten Gefäßmuskelzellen auf NO ist dabei nicht wesentlich beeinträchtigt (14-16). Die Mechanismen, die zur Verminderung der Bioverfügbarkeit von NO bei der Hypercholesterinämie führen, sind multifaktoriell und können eingeteilt werden in

- Mechanismen, die zu einer *vermehrten Inaktivierung von NO durch Sauerstoffradikale* führen und
- Mechanismen, die zu einer *verminderten Synthese von NO* beitragen

8.2.1. Vermehrte Inaktivierung von NO

Experimentelle Untersuchungen Anfang der 90-er Jahre zeigten überraschend, daß die Metaboliten von NO (Stickstoffoxide) bei der experimentellen Hypercholesterinämie erhöht waren (16a). Diese Beobachtungen führten zu der Hypothese, daß eine vermehrte Inaktivierung von NO durch Sauerstoffradikale einen wichtigen Mechanismus der Endotheldysfunktion bei der Hypercholesterinämie darstellen könnte. In der Folge wurde eine erheblich gesteigerte Produktion von Sauerstoffradikalen in der arteriellen Gefäßwand bei der Hypercholesterinämie beobachtet (24). Die Bedeutung dieser gesteigerten Sauerstoffradikalproduktion für die Endotheldysfunktion wurde durch die Beobachtung deutlich, daß die Behandlung mit dem Radikalfänger Superoxid-Dismutase zu einer erheblichen Verbesserung der Endothel-abhängigen Vasodilatation bei Cholesterin-gefütterten Kaninchen führte (17). Weiterhin konnte gezeigt werden, daß auch andere Antioxidantien, wie Probucol, einen protektiven Effekt auf die Endothel-abhängige Vasodilatation bei Cholesterin-gefütterten Kaninchen ausüben (18-21). Auch bei Patienten mit Hypercholesterinämie konnte durch die akute Gabe des Antioxidans Vitamin C (22) eine Verbesserung der Endothel-abhängigen Vasodilatation erreicht werden, was die Bedeutung der im Tiermodell erhobenen Befunde für den Patienten wahrscheinlich machte.

Der direkte Nachweis einer stark vermehrten Superoxid-Anionen-Bildung in der arteriellen Gefäßwand bei der **experimentellen Hypercholesterinämie** konnte sowohl mit Hilfe von Chemilumineszenz- als auch mit Elektronenspin-Resonanz-Spektroskopie erbracht werden (24-26). In Übereinstimmung mit diesen Befunden zeigten auch Gefäßpräparate der Arteria mammaria interna von **Patienten mit Hypercholesterinämie** eine vermehrte Produktion von Superoxid-Anionen (27). Weiterhin konnten bei Patienten mit Hypercholesterinämie erhöhte Plasma-Spiegel von F_2-Isoprostanen (Produkte der Reaktion von Sauerstoffradikalen mit Arachidonsäure) nachgewiesen werden, welche auch mit dem Serum-Cholesterinspiegel korreliert waren (28).

■ Ursachen für die gesteigerte vaskuläre Sauerstoffradikalproduktion

Die Identifikation der relevanten Quellen der Sauerstoffradikale in der atherosklerotischen Gefäßwand ist Gegenstand intensiver Forschung der letzten Jahre. Interessanterweise konnte gezeigt werden, daß die Zellen der Gefäßwand (Endothel, glatte Gefäßmuskelzellen und Fibroblasten) das von den neutrophilen Granulozyten gut bekannte Superoxid-produzierende Enzym NAD(P)H-Oxidase exprimieren (28a). Die vaskuläre Expression und Aktivität dieses Enzymsystems, welches nicht exakt identisch ist mit dem Enzym der Granulozyten (zum Teil homologe Untereinheiten) wird durch proatherosklerotische Stimuli, wie Angiotensin II, gesteigert und ist auch bei der experimentellen Hypercholesterinämie erhöht (26, 26a). Interessanterweise ist die Entwicklung atherosklerotischer Läsionen bei Mäusen, denen eine essentielle Untereinheit der NAD(P)H-Oxidase fehlt (p47phox-Defizienz) erheblich vermindert (26a; ☞ Abb. 8.3). Weiterhin kommt es unter dem Einfluß von erhöhten LDL-Cholesterin-Spiegeln zu einer "Entkopplung" der NO-Synthase, die dann Superoxid-Anionen an Stelle von NO bildet (31-33), was sehr wahrscheinlich auf eine gesteigerte Oxidierung des NO-Synthase Kofaktors Tetrahydrobiopterin zurückzuführen ist (33a). Weitere Untersuchungen weisen auf die Bedeutung einer gesteigerten Sauerstoffradikal-Produktion durch die Xanthin-Oxidase (29, 30, 30a) und aufgrund einer Mitochondriendysfunktion (30b) hin.

Die antioxidativen Enzymsysteme, insbesondere die Superoxid-Dismutase, scheinen zumindest im frühen Stadium der Hypercholesterinämie nicht beeinträchtigt zu sein. Vielmehr dürfte in der Frühphase der Hypercholesterinämie eine kompensatorisch erhöhte vaskuläre Aktivität des für die Endothelfunktion besonders wichtigen Isoenzyms Extrazelluläre Superoxid-Dismutase (ecSOD) ausschlaggebend sein (34). Eigene Untersuchungen zeigten, daß auch junge Patienten mit familiärer Hypercholesterinämie eher eine erhöhte vaskuläre ecSOD-Aktivität aufweisen (35).

8.2.2. Verminderte endotheliale NO-Synthese

Neben der vermehrten Inaktivierung von NO durch Sauerstoffradikale konnten mehrere Mechanismen aufgezeigt werden, die zu einer verminderten endothelialen NO-Synthese bei der Hypercholesterinämie beitragen können. So zeigen Cholesterin-gefütterte Kaninchen (36) und Patienten mit Hypercholesterinämie (37) erhöhte Plasmaspiegel des asymmetrischen Dimethylarginins (ADMA), eines kompetitiven Inhibitors der NO-Synthase. Auf die Bedeutung von ADMA für die Endotheldysfunktion weist die inverse Korrelation der ADMA-Plasmaspiegel mit der Endothel-abhängigen Vasodilatation bei Patienten mit Hypercholesterinämie hin (37). Erhöhte intrazelluläre ADMA-Konzentrationen könnten durch den kompetitiven Antagonismus von L-Arginin und ADMA an der endothelialen NO-Synthase zu einer verminderten NO-Synthese führen. Die Inhibition der Dimethylarginin-Dimethylaminohydrolase (DDAH), des Enzyms, welches ADMA abbaut, durch oxidiertes LDL konnte *in vitro* gezeigt werden und stellt einen wahrscheinlichen Mechanismus dar, der zu erhöhten ADMA-Spiegeln bei der Hypercholesterinämie führt (38). Das pathophysiologische Konzept eines kompetitiven Antagonismus von ADMA und L-Arginin an der NO-Synthase wird auch durch die Beobachtung unterstützt, daß die Applikation von L-Arginin bei Patienten mit Hypercholesterinämie zu einer erheblichen Verbesserung der Endothel-abhängigen Vasodilatation führt, während bei gesunden Probanden kein Effekt beobachtet wird (2, 39, 40; ☞ Abb. 8.2).

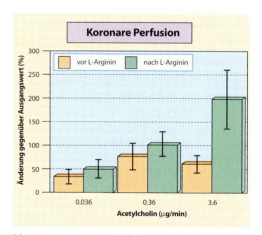

Abb. 8.2: Koronarer Blutfluß bei unterschiedlich hohen Dosen von Acetylcholin, jeweils vor und nach L-Arginin. Unter Kontrollbedingungen kommt es nur zu einem geringen Anstieg, nach Infusion mit L-Arginin steigt der Ach-induzierte Blutfluß jedoch auf fast normale Werte an.

Weiterhin ist wahrscheinlich, daß eine verminderte Verfügbarkeit des Tetrahydrobiopterins (BH$_4$), eines wichtigen Kofaktors der NO-Synthase, einen Mechanismus darstellt, der nicht nur die Sauerstoffradikalproduktion fördert, sondern auch die Bildung von NO bei Patienten mit Hypercholesterinämie beeinträchtigt. Die Applikation von Tetrahydrobiopterin führte bei Patienten mit Hypercholesterinämie zu einer deutlichen Verbesserung der Endothel-abhängigen Vasodilatation, während bei gesunden Kontrollpersonen kein Effekt beobachtet wurde (41). Tierexperimentelle Befunde weisen außerdem auf die Bedeutung des Endothelins, welches den Gefäßtonus antagonistisch zu NO beeinflussen kann (42), für die Endotheldysfunktion bei der Hypercholesterinämie hin. Durch die Behandlung mit einem kombiniertem ET-A/ET-B-Antagonisten und einem ET-A-Antagonisten konnte bei Cholesterin-gefütterten Schweinen die Endothel-abhängige Vasodilatation verbessert werden (43). Erste in vitro-Befunde weisen darauf hin, daß eine gesteigerte Interaktion der endothelialen NO-Synthase mit dem Inhibitor Caveolin zur Verminderung der NO-Synthese bei der Hypercholesterinämie beitragen könnte (44).

8.3. Funktionelle Bedeutung der Endotheldysfunktion bei Hypercholesterinämie

Die funktionelle Bedeutung der Endotheldysfunktion bei der Hypercholesterinämie konnte in einer Reihe von klinischen Studien zumindest indirekt wahrscheinlich gemacht werden. So zeigten Untersuchungen der myokardialen Perfusion mit Hilfe der Positronenemissionstomographie (PET)-Technik, daß eine Cholesterin-senkende Therapie (Diät, Lovastatin und Cholestyramin) bei Patienten mit koronarer Herzerkrankung und ausgeprägter Hypercholesterinämie innerhalb von 3 Monaten zu einer deutlichen Reduktion der Größe und der Ausprägung von myokardialen Perfusionsdefekten führte (45). Die myokardiale Perfusion wurde dabei vor und nach Applikation von Dipyridamol, welches zu einer Dilatation koronarer Arteriolen führt (46), mit der PET-Technik bestimmt. Die Dipyridamol-getestete koronare Flußreserve stellt einen integrativen Marker der gesamten koronaren Vasodilatationskapazität dar. Dieser schließt die Muskelrelaxation von Widerstandsgefäßen und die Endothel-vermittelte, flußabhängige Vasodilatation mit ein. Die Verbesserung der Endothel-vermittelten, flußabhängigen Vasodilatation der epikardialen Leitungsgefäße und der Widerstandsgefäße wird als Mechanismus für die Verbesserung der Dipyridamol-getesteten koronaren Flußreserve nach Cholesterin-senkender Therapie postuliert, da es unwahrscheinlich erscheint, daß es innerhalb eines so kurzen Therapieintervalls (90 Tage) zu einer signifikante Regression struktureller Gefäßveränderungen kommt. Ähnliche Beobachtungen wurden auch bei Patienten mit mäßiggradiger Hypercholesterinämie und ohne signifikante Koronarstenosen gemacht (47). Dabei korreliert die Verbesserung der Koronarreserve (Dilatationskapazität) im PET in etwa mit der prozentualen Senkung des Gesamt-Cholesterins (48). Eine monatelange Therapie mit Statinen führt auch zur Reduktion von ST-Senkungen als Hinweis für eine Verminderung der myokardialen (belastungsinduzierten) Ischämie (49). Die antiischämische Wirkung von Statinen nach kurzer Behandlungsdauer kann zumindest zum Teil durch eine Verbesserung der Endothelfunktion erklärt werden; ein direkter Nachweis, daß diese günstige Wirkung der Statine auf einer Verbesserung der koronaren Endothelfunktion beruht, konnte bislang klinisch nicht erbracht werden. Aufgrund der experimentellen und klinischen Daten ist jedoch wahrscheinlich, daß die Verbesserung der Endothelfunktion an einer funktionellen Verbesserung der Koronarperfusion insbes. unter Stressbedingungen beteiligt ist.

8.4. Möglichkeiten der therapeutischen Beeinflussung der Endotheldysfunktion bei Hypercholesterinämie

Die Beeinträchtigung der Endothel-abhängigen Vasodilatation bei Patienten mit Hypercholesterinämie ist prinzipiell reversibel.

■ Diät und Cholestyramin

So konnte eine Verbesserung der Acetylcholin-getesteten koronaren Endothelfunktion durch eine 6-monatige Cholesterin-senkende Behandlung mit Diät und Cholestyramin gezeigt werden (50).

HMG-CoA-Reduktase-Inhibitoren

Auch die 6-monatige Behandlung mit dem HMG-CoA-Reduktase-Inhibitor Pravastatin führte zu einer Verbesserung der Endothel-abhängigen Vasodilatation im Bereich der koronaren Leitungs- und Widerstandsgefäße bei Patienten mit Hypercholesterinämie (51).

Die Verbesserung der Endothel-abhängigen Vasodilatation durch eine Cholesterin-senkende Behandlung kann bereits sehr früh beobachtet werden. So zeigten O´Discroll et al. bereits nach einer 1-monatigen Behandlung mit Simvastatin eine deutliche Verbesserung der Endothel-abhängigen Vasodilatation im Bereich der Unterarmzirkulation bei Patienten mit mäßig erhöhten LDL-Cholesterin-Spiegeln (52). Dieser Effekt ist sicher zum einen auf die Senkung der LDL-Spiegel zurückzuführen, was durch die Beobachtung belegt wird, daß bereits eine einmalige LDL-Apherese zu einer deutlichen Verbesserung der Endothel-abhängigen Vasodilatation führt (53). Neuere Untersuchungen weisen aber auch auf wichtige Cholesterin-unabhängige protektive Effekte der Statine hin, die sehr wahrscheinlich wesentlich am günstigen Effekt auf die Endothelfunktion beteiligt sind. So führte die Inhibition der endothelialen HMG-CoA-Reduktase zu einer vermehrten Expression und Aktivität der endothelialen NO-Synthase (54, 54a), was unabhängig von der LDL-Cholesterin-Senkung zu einer Erhöhung der Bioverfügbarkeit von NO beitragen könnte (55). Weiterhin können Statine die endotheliale NO-Verfügbarkeit durch antioxidative Effekte (u.a. Hemmung der Membrantranslokation des kleinen G-Proteins rac-1, welches für die Aktivierung der NADPH-Oxidase wichtig ist) (55a,b) erhöhen. Jüngere Untersuchungen weisen auch auf eine gesteigerte Mobilisation endothelialer Progenitorzellen (EPC, 55c,d) unter Statin-Therapie hin.

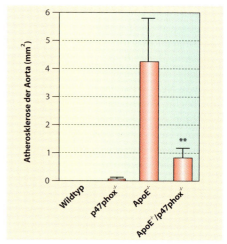

Abb. 8.3: Bedeutung des vaskulären oxidativem Stress (NADPH-Oxidase) für die Entwicklung der Atherosklerose: Im Mausmodell der Atherosklerose (Apolipoprotein E knockout Maus) kommt es zu einer 5-fachen Reduktion der Entwicklung atherosklerotischer Läsionen in der Aorta nach „knockout" („Ausschlalten") der NADPH-Oxidase-Untereinheit p47phox, was auf die wichtige Rolle der NADPH-Oxidase bei der Entwicklung der Atherosklerose hinweist (modifiziert nach Barry-Lane et al.; J Clin Invest 2001; 108: 1513-22).

Antioxidantien

Die Behandlung mit dem Antioxidans **Probucol** hatte einen zusätzlichen protektiven Effekt auf die koronare Endothel-abhängige Vasodilatation zur Behandlung mit Lovastatin (57). Bei Patienten mit familiärer Hypercholesterinämie konnte die NO-abhängige Vasodilatation durch die Behandlung mit **Folsäure** verbessert werden, was auch auf eine verminderte Inaktivierung von NO zurückgeführt wird, da 5-Methyltetrahydrofolat (5-MTHF), der aktive Metabolit der Folsäure, zu einer Inhibition der Superoxid Anionen Bildung durch die Xanthin-Oxidase und NO-Synthase führte (58, 59).

ACE-Hemmer/AT$_1$-Rezeptor-Antagonisten

Im Tiermodell konnte auch durch die Behandlung mit einem ACE-Hemmer (60) beziehungsweise mit einem AT$_1$-Rezeptor-Antagonisten (26) eine Verbesserung der Endothel-abhängigen Vasodilatation erreicht werden, was auf die Bedeutung des Renin-Angiotensin-Systems für Endotheldysfunktion bei der Hypercholesterinämie hinweist.

8.5. Literatur

1. *Chowienczyk PJ, Watts GF, Cockgroft JR, Ritter JM.* Impaired endothelium-dependent vasodilation of forearm resistance vessels in hypercholesterolaemia. Lancet 1992;340:1430-1432

2. *Drexler H, Zeiher AM, Meinzer K, Just H.* Correction of endothelial dysfunction in coronary microcirculation of hypercholesterolemic patients by L-arginine. Lancet 1991;338:1546-1550

3. *Creager MA, Cooke JP, Mendelsohn ME, Gallagher SJ, Coleman SM, Loscalzo J, Dzau VJ.* Impaired vasodilation of forearm resistance vessels in hypercholesterolemic humans. J Clin Invest 1990;86:228-234

4. *Zeiher AM, Drexler H, Wollschlager H, Just H.* Modulation of coronary vasomotor tone in humans. Progressive endothelial dysfunction with different early stages of coronary atherosclerosis. Circulation 1991;83:391-401

5. *Vita JA, Treasure CB, Nabel EG, McLenachan JM, Fish RD, Yeung AC, Vekshtein VI, Selwyn AP, Ganz P.* Coronary vasomotor response to acetylcholin relates to risk factors for coronary artery disease. Circulation 1990; 81:491-497

6. *Drexler H, Zeiher AM.* Endothelial function in human coronary arteries in vivo. Focus on hypercholsterolemia. Hypertension 1991;18 (4 Suppl):II90-99

7. *Sorensen KE, Celermajer DS, Georgakopoulos D, Hatcher G, Betteridge DJ, Deanfeald JE.* Impairment of endothelium-dependent dilation is an early event in children with familial hypercholesterolemia and is related to the lipoprotein (a) level. J Clin Invest 1994;93:50-55

8. *Zeiher AM, Drexler H, Saurbier B, Just H.* Endothelium-mediated coronary blood flow modulation in humans. Effects of age, atherosclerosis, hypercholesterolemia, and hypertension. J Clin Invest 1993;92:652-662

9. *Tall AR.* Plasma high density lipoproteins. Metabolism and relationship to atherogenesis. J Clin Invest 1990; 86:379-384

10. *Drexler H, Zeiher AM, Köster W, Zeh W, Wieland H.* Endothelial dysfunction in the coronary circulation in hypercholesterolemia. Circulation 1992;86 Suppl.I: I-117

10a. *Spieker LE, Sudano I, Hurlimann D, Lerch PG, Lang MG, Binggeli C, Corti R, Ruschitzka F, Luscher TF, Noll G.* High-density lipoprotein restores endothelial function in hypercholesterolemic men. Circulation 2002; 105: 1399-402

11. *Chowienczyk PJ, Watts GF, Cockgroft JR, Brett SE, Ritter JM.* Sex differences in endothelial function in normal and hypercholesterolaemic subjects. Lancet 1994; 344:305-306

12. *Keaney JF, Shwaery GT, Xu A, Nicolosi RJ, Loscalzo J, Foxall TL, Vita JA.* 17 beta-estradiol preserves endothelial vasodilator function and limits low-density lipoprotein oxidation in hypercholesterolemic swine. Circulation 1994;89:2251-2259

13. *Heitzer T, Yla-Herttuala S, Luoma J, Kurz S, Munzel T, Just H, Olschewski M, Drexler H.* Cigarette smoking potentiates endothelial dysfunction of forearm resistance vessels in patients with hypercholesterolemia. Role of oxidized LDL. Circulation 1996;93:1346-1353

14. *Casino PR, Kilcoyne CM, Quyyumi AA, Hoeg JM, Panza JA.* The role of nitric oxide in endothelium-dependent vasodilation of hypercholesterolemic patients. Circulation 1993;88:2541-2547

15. *Quyyumi AA, Dakak N, Andrews NP, Husain S, Arora S, Gilligan DM, Panza A, Cannon R.* Nitric oxide activity in the human coronary circulation. Impact of risk factors for coronary atherosclerosis. J Clin Invest 1995; 95:1747-1755

16. *Quyyumi AA, Mulcahy D, Andrews NP, Husain S, Panza A, Cannon R.* Coronary vascular nitric oxide activity in hypertension and hypercholesterolemia. Comparison of acetylcholin and substance P. Circulation 1997; 95:104-110

16a. *Minor RL Jr, Myers PR, Guerra R Jr, Bates JN, Harrison DG.* Diet-induced atherosclerosis increases the release of nitrogen oxides from rabbit aorta. J Clin Invest 1990; 86: 2109-16

17. *Mügge A, Elwell JH, Peterson TE, Hofmeyer TG, Heustad DD, Harrison DG.* Chronic treatment with polyethylen glycolated superoxide dismutase partially restores endothelium-dependent vascular relaxations in cholesterol-fed rabbits. Circ Res 1991;69:1293-1300

18. *Keaney JF, Xu A, Cunningham D, Jackson T, Frei B, Vita JA.* Dietary probucol preserves endothelial function in cholesterol-fed rabbits by limiting vascular oxidative stress and superoxide generation. J Clin Invest 1995; 95:2520-2529

19. *Keaney JF, Gaziano JM, Xu Z, Frei B, Curran-Celento J, Shwaery GT, Loscalzo J, Vita JA.* Dietary antioxidants preserve endothelium-dependent vessel relaxation in cholesterol-fed rabbits. Proc Natl Acad Sci USA 1993; 90:11880-11884

20. *Keaney JF, Gaziano JM, Xu Z, Frei B, Curran-Celento J, Shwaery GT, Loscalzo J, Vita JA.* Low dose α-tocopherol improves and high dose α-tocopherol worsens endothelial vasodilator function in cholesterol-fed rabbits. J Clin Invest 1994;93:844-851

21. *Keaney JF, Guo Y, Cunningham D, Shwaery GT, Xu A, Vita JA.* Vascular incorporation of alpha-tocopherol prevents endothelial dysfunction due to oxidized LDL by

inhibiting protein kinase C stimulation. J Clin Invest 1996;98:386-394

22. Ting HH, Timimi FK, Haley EA, Roddy MA, Ganz P, Creager MA. Vitamin C improves endothelium-dependent vasodilation in forearm resistance vessels of humans with hypercholesterolemia. Circulation 1997;95: 2617-2622

23. Heitzer T, Yla Herttuala S, Wild E, Luoma J, Drexler H. Effect of vitamin E on endothelial vasodilator function in patients with hypercholesterolemia, chronic smoking or both. J Am Coll Cardiol 1999;33:499-505

24. Ohara Y, Peterson TE, Harrison DG. Hypercholesterolemia increases endothelial superoxide anion production. J Clin Invest 1993;91:2546-2551

25. Mügge A, Brandes RP, Böger RH, Dwenger A, Bode-Böger S, Kienke S, Frölich JC, Lichtlen PR. Vascular release of superoxide radicals is enhanced in hypercholsterolemic rabbits. J Cardiovasc Pharmacol 1994;24:994-998

26. Warnholtz A, Nickenig G, Schulz E, Macharzina R, Brasen JH, Skatchkov M, Heitzer T, Stasch JP, Griendling KK, Harrison DG, Bohm M, Meinertz T, Munzel T. Increased NADH-oxidase-mediated superoxide production in the early stages of atherosclerosis: evidence for involvement of the renin-angiotensin system. Circulation 1999;99:2027-2033

26a. Barry-Lane PA, Patterson C, van der Merwe M, Hu Z, Holland SM, Yeh ET, Runge MS. p47phox is required for atherosclerotic lesion progression in ApoE(-/-) mice. J Clin Invest 2001; 108: 1513-22

27. Huraux C, Makita T, Kurz S, Yamaguchi K, Szlam F, Tarpey MM, Wilcox JN, Harrison DG, Levy JH. Superoxide production, risk factors, and endothelium-dependent relaxations in human internal mammary arteries. Circulation 1999;99:53-59

28. Reilly MP, Pratico D, Delanty N, DiMinno G, Tremoli E, Rader D, Kapoor S, Rokach J, Lawson J, FitzGerald GA. Increased formation of distinct F2 isoprostanes in hypercholesterolemia. Circulation 1998;98:2822-2828

28a. Griendling KK, Sorescu D, Ushio-Fukai M. NAD(P)H oxidase: role in cardiovascular biology and disease. Circ Res 2000; 86: 494-501

29. Cardillo C, Kilcoyne CM, Cannon RO, Quyyumi AA, Panza JA. Xanthine oxidase inhibition with oxypurinol improves endothelial vasodilator function in hypercholesterolemic but not in hypertensive patients. Hypertension 1997;30:57-63

30. White CR, Darley-Usmar V, Berrington WR, McAdams M, Gore JZ, Thompson JA, Parks DA, Tarpey MM, Freeman BA. Circulating plasma xanthine oxidase contributes to vascular dysfunction in hypercholesterolemic rabbits. Proc Natl Acad Sci USA 1996;93:8745-8749

30a. Spiekermann S & Landmesser U, Dikalov S, Gamez G, Tatge H, Hornig B, Drexler H, Harrison DG. Electron Spin Resonance Characterization of Vascular NAD(P)H- and Xanthine-Oxidase-Activity in Patients with Coronary Artery Disease - Relation to Endothelium Dependent Vasodilation. Circulation 2003;107:1383-9

30b. Ballinger SW, Patterson C, Knight-Lozano CA, Burow DL, Conklin CA, Hu Z, Reuf J, Horaist C, Lebovitz R, Hunter GC, McIntyre K, Runge MS. Mitochondrial integrity and function in atherogenesis. Circulation 2002; 106: 544-9

31. Pritchard KA, Groszek L, Smalley DM, Sessa WC, Wu M, Villalon P, Wolin MS, Stemerman MB. Native lowdensitiy lipoprotein increases endothelial cell nitric oxide synthase generation of superoxide anion. Circ Res 1995;77:510-518

32. Xia Y, Dawson VL, Dawson TM, Snyder SH, Zweier JL. Nitric oxide synthase generates superoxide and nitric oxide in arginine-depleted cells leading to peroxynitrite-mediated cellular injury. Proc Natl Acad Sci USA 1996; 93:6770-6774

33. Xia Y, Tsai AL, Berka V, Zweier JL. Superoxide generation from endothelial nitric-oxide synthase. A Ca^{2+}/calmodulin-dependent and tetrahydrobiopterin regulatory process. J Biol Chem 1998;273:25804-25808

33a. Laursen JB, Somers M, Kurz S, McCann L, Warnholtz A, Freeman BA, Tarpey M, Fukai T, Harrison DG. Endothelial regulation of vasomotion in apoE-deficient mice: implications for interactions between peroxynitrite and tetrahydrobiopterin. Circulation 2001; 103: 1282-8

34. Fukai T, Galis ZS, Meng XP, Parthasarathy S, Harrison DG. Vascular expression of extracellular superoxide dismutase in atherosclerosis. J Clin Invest 1998;101: 2101-2111

35. Landmesser U, Merten R, Spiekermann S, Buttner K, Drexler H, Hornig B. Vascular extracellular suoperoxide dismutase activity in patients with coronary artery disease - relation to endothelium-dependent vasodilation. Circulation 2000; 101: 2264-70

36. Bode-Böger SM, Böger RH, Kienke S, Junker W, Fröhlich JC. Elevated L-arginine/dimethylarginine ratio contributes to enhanced systemic NO production by dietary L-arginine in hypercholesterolemic rabbits. Biochem Biophys Res Commun 1996;219:598-603

37. Böger RH, Bode-Böger SM, Szuba A, Tsao PS, Chan JR, Tangphao O, Blaschke TF, Cooke JP. Assymetric Dimethylarginine (ADMA): a novel risk factor for endothelial dysfunction. Ist role in hypercholesterolemia. Circulation 1998;98:1842-1847

38. Ito A, Tsao PS, Adimoolam S, Kimoto M, Ogawa T, Cooke JP. Novel mechansim for endothelial dysfunction - dysregulation of dimethylarginine dimethylaminohydrolase. Circulation 1999;99:3092-3095

39. *Creager MA, Gallagher SJ, Girerd XJ, Coleman SM, Dzau VJ, Cooke JP*. L-Arginine improves endothelium-dependent vasodilation in hypercholesterolemic humans. J Clin Invest 1992;90:1248-1253

40. *Clarkson P, Adams MR, Powe AJ, Donald AE, McCredie R, Robinson J, McCarthy SN, Keech A, Celermajer DS, Deanfield JE.* Oral L-arginine improves endothelium-dependent dilation in hypercholesterolemic young adults. J Clin Invest 1996;97:1989-1994

41. *Stroes E, Kastelein J, Cosentino F, Erkelens W, Wever R, Koomans H, Lüscher T, Rabelink T*. Tetrahydrobiopterin restores endothelial function in hypercholesterolemia. J Clin Invest 1997;99:41-46

42. *Luscher TF, Yang Z, Tschudi M, von Segesser L, Stulz P, Boulanger C, Siebenmann R, Turina M, Buhler FR*. Interaction between endothelin-1 and endothelium-derived relaxing factor in human arteries and veins. Circ Res 1990;66:1088-1094

43. *Best P, McKenna C, Hadai D, Holmes D, Lerman A.* Chronic endothelin receptor antagonism preserves coronary endothelial function in experimental hypercholesterolemia. Circulation 1999;99:1747-1752

44. *Feron O, Dessy C, Moniotte S, Desager JP, Balligand JL*. Hypercholesterinemia decreases nitric oxide production by promoting the interaction of caveolin and endothelial nitric oxide synthase. J Clin Invest 1999;103:897-905

45. *Gould KL, Martucci JP, Goldberg DI, Hess MJ, Patterson Edens R, Latifi R, Dudrick SJ*. Short-term cholesterol lowering decreases size and severity of perfusion abnormalities by positron emission tomography after dipyridamol in patients with coronary artery disease - a potential noninvasive marker of healing coronary endothelium. Circulation 1994;89:1530-1538

46. *Wilson RF, Wyche K, Christensen BV, Zimmer S, Laxson DD*. Effects of adenosin on human coronary arterial circulation. Circulation 1990;82:1591-1606

47. *Baller D, Gunawan N, Gleichmann U, Holzinger J, Weise R, Lehmann J*. Improvement in coronary flow reserve determined by positron emission tomography after 6 months of cholesterol-lowering therapy in patients with early stages of coronary atherosclerosis. Circulation 1999;99:2871-2875

48. *Yokoyama I, Momomura S, Ohtake T, Yonekura K, Yang W et al*: Improvement of impaired myocardial vasodilation due to diffuse coronary atherosclerosis in hypercholesterolemics after lipid-lowering therapy. Circulation 1999;100:117-122

49. *Andrews TC, Raby K, Barry J, Naimi CL, Allred E, Ganz P, Slewyn AP*: Effect of cholesterol reduction on myocardial ischemia in patients with coronary disease. Circulation 1997;95(2):324-328

50. *Leung W, Lau C, Wong C*. Beneficial effect of cholesterol-lowering therapy on coronary endothelium-dependent relaxation in hypercholesterolemic patients. Lancet 1993;341:1496-1500

51. *Egashira K, Kirooka Y, Kai H, Sugimachi M, Suzuki S, Inou T, Takeshita A*. Reduction in serum cholesterol with pravastatin improves endothelium-dependent coronary vasomotion in patients with hypercholesterolemia. Circulation 1994;89:2519-2524

52. *O´Discroll G, Green D, Taylor RR*. Simvastatin, an HMG-coenzyme A reductase inhibitor, improves endothelial function within 1 months. Circulation 1997;95: 1126-1131

53. *Tamai O, Matsuoka H, Itabe H, Wada Y, Kohno K, Imaizumi T*. Single LDL apheresis improves endothelium-dependent vasodilation in hypercholesterolemic humans. Circulation 1997;95:76-82

54. *Laufs U, Fata V, Plutzky J, Liao J*. Upregulation of endothelial nitric oxide synthese by HMG CoA reductase inhibitors. Circulation 1998;97:1129-1135

54a. *Kureishi Y, Luo Z, Shiojima I, Bialik A, Fulton D, Lefer DJ, Sessa WC, Walsh K*. The HMG-CoA reductase inhibitor simvastatin activates the protein kinase Akt and promotes angiogenesis in normocholesterolemic animals. Nat Med 2000; 6: 1004-10

55. *John S, Schlaich M, Langenfeld M, Weihprecht H, Schmitz G, Weidinger G, Schmieder R*. Increased bioavailability of nitric oxide after lipid lowering therapy in hypercholesterolemic patients - a randomized, placebo-controlled, double-blind study. Circulation 1998;98: 211-216

55a. *Wassmann S, Laufs U, Baumer AT, Muller K, Ahlbory K, Linz W, Itter G, Rosen R, Bohm M, Nickenig G*. HMG-CoA reductase inhibitors improve endothelial dysfunction in normocholesterolemic hypertension via reduced production of reactive oxygen species. Hypertension 2001; 37: 1450-7

55b. *Wagner AH, Kohler T, Ruckschloss U, Just I, Hecker M*. Improvement of nitric oxide-dependent vasodilatation by HMG-CoA reductase inhibitors through attenuation of endothelial superoxide anion formation. Arterioscler Thromb Vasc Biol 2000; 20: 61-9

55c. *Llevadot J, Murasawa S, Kureishi Y, Uchida S, Masuda H, Kawamoto A, Walsh K, Isner JM, Asahara T*. HMG-CoA reductase inhibitor mobilizes bone marrow-derived endothelial progenitor cells. J Clin Invest 2001; 108: 399-405

55d. *Dimmeler S, Aicher A, Vasa M, Mildner-Rihm C, Adler K, Tiemann M, Rutten H, Fichtlscherer S, Martin H, Zeiher AM*. HMG-CoA reductase inhibitors (statins) increase endothelial progenitor cells via the PI 3-kinase/Akt pathway. J Clin Invest 2001; 108: 391-7

56. *Neunteufel T, Kostner K, Katzenschlager R, Zehetgruber M, Maurer G, Weidinger F.* Additional benefit of vitamin E supplementation to simvastatin therapy on vasoreactivity of the brachial artery of hypercholesterolemic men. J Am Coll Cardiol 1998;32:711-716

57. *Anderson T, Meredith I, Yeung A, Frei B, Selwyn A, Ganz P.* The effect of cholesterol lowering and antioxidant therapy on endothelium-dependent coronary vasomotion. N Engl J Med 1995;332:488-493

58. *Verhaar MC, Wever RM, Kastelein JJ, van Dam T, Koomans HA, Rabelink TJ.* 5-methyltetrahydrofolate, the active form of folic acid, restores endothelial function in familial hypercholesterolemia. Circulation 1998;97: 237-241

59. *Verhaar MC, Wever RM, Kastelein JJ, van Loon D, Milstien S, Koomans HA, Rabelink TJ.* Effects of oral folic acid supplemetation on endothelial function in familial hypercholesterolemia. A randomized placebo-controlled trial. Circulation 1999;100:335-338

60. *Hernandez A, Barberi L, Ballerio R, Testini A, Ferioli R, Natali M, Folco G, Catapano A.* Delapril slows the progression of atherosclerosis and maintains endothelial function in cholesterol-fed rabbits. Atherosclerosis 1998; 137:71-78

Risikofaktor Diabetes mellitus

9. Risikofaktor Diabetes mellitus

Patienten mit Diabetes mellitus weisen eine deutlich erhöhte kardiovaskuläre Morbidität und Mortalität auf. Vieles spricht dafür, daß Störungen der Endothelfunktion bei der Pathogenese der diabetischen vaskulären Erkrankung eine wichtige Rolle spielen (☞ Tab. 9.1).

Endotheldysfunktion beim Diabetes
• verminderte basale Synthese/Freisetzung von NO
• gesteigerte Inaktivierung von NO durch Sauerstoffradikale
• beeinträchtigte Reaktion der glatten Muskelzellen der Gefäßwand auf NO
• Endprodukte der Glykosylierung erhöht
• Endothelin-1-Synthese, -Expression und -Plasma-Level erhöht
• Adhäsion von Plättchen/Monozyten erhöht
• Expression von Adhäsionsmolekülen erhöht
• Beeinträchtigung der fibrinolytischen Aktivität

Tab. 9.1: Endotheldysfunktion beim Diabetes.

Zahlreiche experimentelle Untersuchungen haben gezeigt, daß die Endothel-abhängige Dilatation von Leitungs- und Widerstandsgefäßen beim Diabetes vermindert ist. Die Beobachtungen an Patienten mit insulinpflichtigem und nicht-insulinpflichtigem Diabetes mellitus sind jedoch nicht ganz einheitlich (Übersicht in 1). Die Mehrzahl der Untersuchungen zeigte jedoch eine eingeschränkte Endothel-abhängige Vasodilatation peripherer Leitungsgefäße und Widerstandsgefäße.

> Es gibt Hinweise dafür, daß sich die Endothel-abhängige vaskuläre Funktion zwischen Personen mit Diabetes vom Typ 1 bzw. Typ 2 (insulinunabhängig) unterscheidet.

Bei **Typ 1-Diabetikern** führte die Hemmung der NO-Bildung im Vergleich mit den Kontrollpersonen zu einer geringeren Vasokonstriktion, woraus geschlossen werden kann, daß die basale NO-Freisetzung vermindert ist (2). Die Reaktion auf einen Nitrodilatator war bei diesen Diabetikern geringer als bei den Kontrollpersonen, während die Reaktion auf Acetylcholin bei beiden Gruppen gleich war. Diese Beobachtungen weisen darauf hin, daß die stimulierte endotheliale Bildung von NO bei Typ 1-Diabetikern nicht beeinflußt wird, während die vaskuläre glatte Muskulatur weniger empfindlich auf NO reagiert. Interessanterweise wurde die verringerte vaskuläre Reaktion auf L-NMMA (Indikator für eine reduzierte basale Abgabe von NO) nur bei Patienten mit einer Mikroalbuminurie beobachtet (3). Da L-NMMA die vaskuläre Reaktion auf Natrium-Nitroprussid nicht beeinflußt, den Effekt von Carbachol dagegen abschwächt, deuten diese Beobachtungen auf eine beeinträchtigte NO-Synthese bei Insulin-abhängigem Diabetes hin, in Übereinstimmung mit Studien, die eine Verbindung zwischen Anzeichen für eine generelle endotheliale Dysfunktion und erhöhte Albumin-Ausscheidung im Urin sowohl bei Patienten mit insulin-abhängigem als auch insulin-unabhängigem Diabetes ergaben (4,5). Nicht alle Untersuchungen haben allerdings diese Vermutung bestätigt. Bei Patienten mit **Diabetes Typ 2** scheint sowohl eine verminderte Endothel-vermittelte Vasodilatation als auch eine reduzierte Dilatationsfähigkeit auf exogenes NO vorzuliegen (6).

Veränderungen der Endothelfunktion bei Hyperglykämie
• regionale hämodynamische Veränderungen
• Beeinträchtigung der Endothel-abhängigen Relaxation
• Aktivierung von PKC und Bildung von Sauerstoff-Radikalen
• Endotheliale Aktivierung und Bildung von Sauerstoffradikalen durch AGEs (advanced glycation end products)
• Inaktivierung von NO durch Sauerstoff-Radikale (Peroxynitrit-Bildung) und Verletzung des Endothels

Tab. 9.2: Veränderungen der Endothelfunktion bei Hyperglykämie (8).

Ausmaß und Charakteristik von Endotheldysfunktion bei Patienten mit Diabetes variieren offensichtlich stark, möglicherweise in Abhängigkeit von wichtigen Begleitfaktoren wie Geschlecht, Alter oder Zuckereinstellung. Die Endotheldysfunk-

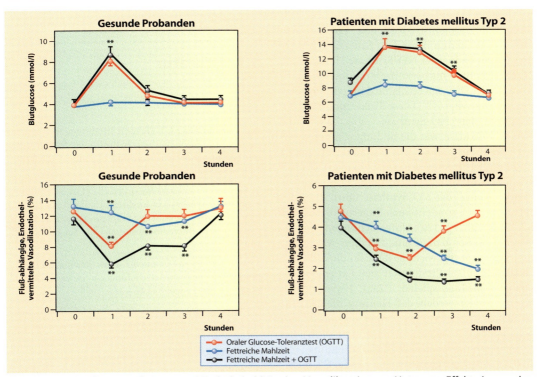

Abb. 9.1: Orale Glucose-Belastung und Endothel-abhängige Vasodilatation am Unterarm: Effekt einer oralen Glucose-Belastung (75 g), fett-reichen Ernährung bzw. deren Kombination auf die fluß-abhängige, Endothel-vermittelte Vasodilatation (FDD) am Unterarm (Arteria brachialis). Bei Patienten mit Diabetes ist die Einschränkung der FDD deutlich länger anhaltend (modifiziert nach Ceriello et al.; Circulation 2002; 106: 1211-8).

tion bei Diabetikern kann auch zur sexuellen Impotenz führen. Die Erektion des Penis ist ein neurovaskulärer Vorgang, der die Entspannung des trabecularen Muskels der Corpora cavernosa voraussetzt. Die Relaxation wird durch NO vermittelt (7).

Auch die Mechanismen, die der beeinträchtigten Endothel-Funktion zugrunde liegen, sind beim Diabetes noch nicht endgültig geklärt. Sowohl die experimentellen als auch erste klinische Daten lassen vermuten, daß die Synthese/Freisetzung von NO aus dem Endothel nicht wesentlich vermindert sein dürfte. Hohe Glucosekonzentrationen führen vielmehr zu vermehrter NO-Freisetzung, jedoch gleichzeitig zur Steigerung der endothelialen Superoxid-Anionen Produktion, was die endothelial Peroxynitrit Entstehung steigern dürfte (8; ☞ Tab. 9.1). Dafür konnten bereits erste Hinweise in klinisch-experimentellen Untersuchungen gefunden werden. So führt eine orale Glucose-Belastung (oraler Glucosetoleranztest) bei gesunden Probanden wie bei Patienten mit Diabetes mellitus zu einer Verschlechterung der Endothel-abhängigen Vasodilation und zu einer Steigerung der Peroxynitrit-Bildung (8b,c). Die Einschränkung der Endothel-abhängigen Vasodilatation und die Zunahme der Peroxynitrit-Bildung hält dabei bei Patienten mit Diabetes mellitus deutlich länger an im Vergleich zu gesunden Kontrollpersonen (☞ Abb. 9.1; 8b,9). Interessanterweise konnte die Einschränkung der Endothel-abhängigen Vasodilatation und der oxidative Stress (Peroxynitrit-Bildung) nach Glucose (oder Fett)-Belastung durch eine kurzzeitige Statin-Therapie deutlich vermindert werden (8b).

> Eine Reihe weiterer Beobachtungen spricht dafür, daß bei Diabetes mellitus die Endotheldysfunktion in erster Linie durch Inaktivierung von NO bedingt ist, vor allem durch freie Sauerstoff-Radikale.

Sauerstoffradikale können nicht nur zu einer direkten Inaktivierung von NO führen (Peroxynitrit-Bildung), sondern stimulieren auch die Bildung von vasokonstriktorischen Prostanoiden (10, 11). Weiterhin behindern Sauerstoffradikale den Abbau endogener NO-Synthase Hemmstoffe (11a). Erhöhte Glucosekonzentrationen steigern intrazellulär Diacylglycerol und damit die Proteinkinase C Aktivität (12). Diese Kinase moduliert die Aktivität der NO-Synthase, aber auch die NADPH-Oxidase, was die Bildung von Peroxynitrit (Reaktionsprodukt von NO und Superoxid) im Endothel fördert. Peroxynitrit oxidiert den NO synthase Kofaktor Tetrahydrobiopterin, was zur "Entkopplung" der NO-Synthase führt, die dann nicht nur NO, sondern auch Superoxid-Radikale bildet (☞ Tab. 9.2; 12a). Untersuchungen von Guzik et al. weisen darauf hin, daß diese Mechanismen in der Tat eine wichtige Rolle für die vaskuläre Sauerstoffradikal-Produktion bei Patienten mit Diabetes mellitus spielen (12aa). Experimentell konnte gezeigt werden, daß Hemmstoffe der Proteinkinase C zur Verminderung der vaskulären Schädigung durch den Diabetes führen (12b). Bei Diabetikern ist weiterhin die Entstehung von AGEs ("advanced glycation end products), nichtenzymatisch glykosylierte Proteine und Lipide, deutlich erhöht, welche im Endothel zu einer Zunahme von oxidativem Stress über RAGE (Rezeptor für AGEs) führen können (12c,d,e). Eine Blockierung der RAGE-Aktivierung konnte zumindest im Tiermodell die Akzeleration der Atherosklerose durch den Diabetes deutlich vermindern (12f).

Unter der Vorstellung, daß eine gesteigerte vaskuläre Sauerstoffradikal-Produktion einen entscheidenden Mechanismus der Endotheldysfunktion beim Diabetes mellitus darstellt, wurden von mehreren Arbeitsgruppen Antioxidantien, insbesondere Vitamin C, eingesetzt.

> In der Tat konnte gezeigt werden, daß Vitamin C sowohl bei Patienten mit insulinpflichtigem als auch nicht-insulinpflichtigem Diabetes mellitus die verminderte Endothel-abhängige Dilatation verbessert (13, 14).

Jüngere Untersuchungen zeigten auch eine eingeschränkte Funktion (z.B. Adhäsions- und Proliferationsfähigkeit) endothelialer Progenitorzellen bei Patienten mit Diabetes im Vergleich zu Kontroll-Personen (15). Die funktionelle Bedeutung dieser Befunde ist Gegenstand gegenwärtiger Forschung.

9.1. Literatur

1. *Cosentino F, Lüscher TF*: Endothelial Dysfunction in Diabetus mellitus. J Cardiovasc Pharmacol 32 (Suppl.3): S 54-S61, 1998

2. *Calver A, Collier J, Vallance P*: Inhibition and stimulation of nitric oxide synthesis in the human forearm arterial bed of patients with insulin-dependent diabetes. J Clin Invest 90:2548-2554, 1992

3. *Elliott TG, Cockcroft JR, Groop PH et al*: Inhibition of nitric oxide synthesis in forearm vasculature of insulin-dependent diabetic patients: Blunted vasoconstriction in patients with microalbuminoria. Clin Sci 85:687-693, 1993

4. *Jensen T, Bjerre-Knudsen J, Feldt-Rasmussen B et al*: Features of endothelial dysfunction in early diabetic nephropathy. Lancet 333:461-463, 1989

5. *Stehouver CD, Nauta JJ, Zeldenrust GC et al*: Urinary albumin excretion, cardiovascular disease, and endothelial dysfunction in non-insulin-dependent diabetes mellitus. Lancet 340:319-323, 1992

6. *Williams SB, Cusco JA, Roddy MA, Johnstone MT, Creager MA*: Impaired nitric oxide-mediated vasodilation in patients with non-insulin-dependent diabetes mellitus. J Am Coll Cardiol 27:567-74, 1996

7. *Saenz de Tajeda I, Goldstein I, Azadzoi K et al*: Impaired neurogenic and endothelium-mediaed relaxation of penile smooth muscle from diabetic men with impotence. N Engl J Med 320:1025-1030, 1989

8. *Cosentino F, Hishikawa K, Katusic ZS, Lüscher TF*: High glucose increases nitric oxide synthase expression and superoxide anion generation in human aortic endothelial cells. Circulation 96:25-8, 1997

8b. *Ceriello A, Taboga C, Tonutti L, Quagliaro L, Piconi L, Bais B, Da Ros R, Motz E*. Evidence for an independent and cumulative effect of postprandial hypertriglyceridemia and hyperglycemia on endothelial dysfunction and oxidative stress generation: effects of short- and long-term simvastatin treatment. Circulation 2002; 106: 1211-8

8c. *Marfella R, Quagliaro L, Nappo F, Ceriello A, Giugliano D*. Acute hyperglycemia induces an oxidative stress in healthy subjects. J Clin Invest 2001; 108: 635-6

9. *Williams SB, Goldfine AB, Timimi FK, Ting HH, Roddy MA, Simonson DC, Creager MA*: Acute hyperglycemia attenuates endothelium-dependent vasodilation in humans in vivo. Circulation 97:1695-701, 1998

10. *Tesfamariam B, Brown ML, Deykin D, Cohen RA*: Elevated glucose promotes generation of endothelium-

derived vasoconstrictor protanoids in rabbit aorta. J Clin Invest 85:929-32, 1990

11. *Tesfamariam B, Cohen RA*: Role of superoxide anion and endothelium in vasoconstrictor action of prostaglandin endoperoxide. Am J Physiol 262:H1915-9, 1992

11a. *Lin KY, Ito A, Asagami T, Tsao PS, Adimoolam S, Kimoto M, Tsuji H, Reaven GM, Cooke JP.* Impaired nitric oxide synthase pathway in diabetes mellitus: role of asymmetric dimethylarginine and dimethylarginine dimethylaminohydrolase. Circulation 2002; 106: 987-92

12. *Tesfamariam B, Brown ML, Cohen RA*: Elevated glucose impairs endothelium-dependent relaxation by activating protein kinase C. J Clin Invest 87:1643-8, 1991

12a. *Hink U, Li H, Mollnau H, Oelze M, Matheis E, Hartmann M, Skatchkov M, Thaiss F, Stahl RA, Warnholtz A, Meinertz T, Griendling K, Harrison DG, Forstermann U, Munzel T.* Mechanisms underlying endothelial dysfunction in diabetes mellitus. Circ Res 2001; 88: E14-22

12a. *Guzik TJ, Mussa S, Gastaldi D, Sadowski J, Ratnatunga C, Pillai R, Channon KM.* Mechanisms of increased vascular superoxide production in human diabetes mellitus: role of NAD(P)H oxidase and endothelial nitric oxide synthase. Circulation 2002; 105: 1656-62

12b. *Ishii H, Jirousek MR, Koya D, Takagi C, Xia P, Clermont A, Bursell SE, Kern TS, Ballas LM, Heath WF, Stramm LE, Feener EP, King GL.* Amelioration of vascular dysfunctions in diabetic rats by an oral PKC ß inhibitor. Science. 1996;272:728–731

12c. *Schmidt AM, Hori O, Brett J, Yan SD, Wautier JL, Stern D.* Cellular receptors for advanced glycation end products. Implications for induction of oxidant stress and cellular dysfunction in the pathogenesis of vascular lesions. Arterioscler Thromb 1994;14: 1521-8

12d. *Wautier JL, Wautier MP, Schmidt AM, Anderson GM, Hori O, Zoukourian C, Capron L, Chappey O, Yan SD, Brett J, et al.* Advanced glycation end products (AGEs) on the surface of diabetic erythrocytes bind to the vessel wall via a specific receptor inducing oxidant stress in the vasculature: a link between surface-associated AGEs and diabetic complications. Proc Natl Acad Sci U S A 1994; 91: 7742-6

12e. *Wautier MP, Chappey O, Corda S, Stern DM, Schmidt AM, Wautier JL.* Activation of NADPH oxidase by AGE links oxidant stress to altered gene expression via RAGE. Am J Physiol Endocrinol Metab 2001; 280: E685-94

12f. *Park, L. et al.* Suppression of accelerated diabetic atherosclerosis by soluble receptor for AGE (sRAGE). Nat Med 1998;4:1025-1031

13. *Ting HH, Timimi FK, Boles KS, Creager SJ, Ganz P, Creager MA*: Vitamin C improves endothelium-dependent vasodilation in patients with non-insulin-dependent diabetes mellitus. J Clin Invest 97:22-8, 1996

14. *Timimi FK, Ting HH, Haley EA, Roddy MA, Ganz P, Creager MA*: Vitamin C improves endothelium-dependent vasodilation in patients with insulin-dependent diabetes mellitus. J Am Coll Cardiol 31:552-7, 1998

15. *Tepper OM, Galiano RD, Capla JM, Kalka C, Gagne PJ, Jacobowitz GR, Levine JP, Gurtner GC.* Human endothelial progenitor cells from type II diabetics exhibit impaired proliferation, adhesion, and incorporation into vascular structures. Circulation 2002; 106: 2781-6

Endotheldysfunktion bei koronarer Herzkrankheit

10. Endotheldysfunktion bei koronarer Herzkrankheit

Die Endothel-abhängige, NO-vermittelte Vasodilatation ist bereits in den frühen Stadien der Arteriosklerose beeinträchtigt. So zeigt sich bereits eine beeinträchtigte Endothel-abhängige Vasodilatation in epikardialen Koronararterien und im Bereich der koronaren Mikrozirkulation bei Patienten mit Hypercholesterinämie vor dem Nachweis arteriosklerotischer Läsionen (bewertet durch Angiographie und Ultraschall) (1, 2; ☞ auch Kapitel 8.). Diese Beobachtungen sind im Einklang mit den experimentellen Ergebnissen, die darauf hinweisen, daß die Endotheldysfunktion einer Arteriosklerose in experimentellen Modellen der Hypercholesterinämie vorausgeht. Die Endotheldysfunktion, nachgewiesen als verminderte Endothel-vermittelte Vasodilatation (3), repräsentiert damit wahrscheinlich einen wichtigen frühen Vorgang, der eine Vasokonstriktion der Koronargefäße begünstigt und die Entwicklung und Progression der Arteriosklerose durch einen proinflammatorischen und prothrombotischen Phänotyp des Endothels entscheidend fördert (3a). Früher hatte man eine Endothelablösung als ersten Schritt bei der Entstehung atherosklerotischer Läsionen postuliert ("response to injury"), während man heute eher die Endotheldysfunktion als wichtigen Schritt bei der Atherosklerose-Entstehung ansieht (3a).

> Die Erfassung der Endothel-abhängigen Vasodilatation in unterschiedlichen Stadien der koronaren Herzkrankheit hat gezeigt, daß
> - eine progrediente Verschlechterung der Endothelfunktion in Koronararterien nachweisbar ist
> - mit einer frühen Beeinträchtigung der Acetylcholin-vermittelten Vasodilatation
> - gefolgt von einer reduzierten Fluß-abhängigen Endothel-vermittelten Vasodilatation (4; ☞ Abb. 10.1).

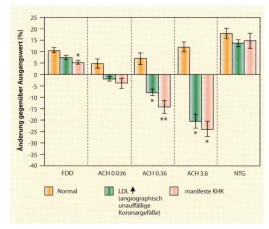

Abb. 10.1: Änderung des koronaren Durchmessers (% vom Ausgangswert) nach Steigerung des koronaren Blutflusses (FDD), nach ansteigenden Dosen von Acetylcholin (Ach) und Nitroglycerin (NTG) unter physiologischen Verhältnissen, bei Patienten mit Hypercholesterinämie und angiographisch normalen Koronararterien (LDL) sowie Patienten mit angiographisch nachweisbarer koronarer Herzkrankheit (KHK). Man erkennt eine zunehmende Reduktion der FDD und eine erhebliche paradoxe Vasokonstriktion auf Ach bei erhaltener Dilatation auf Nitroglycerin (letzteres zeigt, daß die epikardialen Koronararterien sich prinzipiell erweitern können, hier durch "exogenes NO").

Bei angiographisch unauffälligen Koronararterien ist allerdings zu bedenken, daß bereits eine Intimaproliferation, also strukturelle Veränderungen der Gefäßwand nachweisbar sein kann. In der Tat konnte durch intravaskulären Ultraschall nachgewiesen werden, daß Patienten mit Hypercholesterinämie und angiographisch unauffälligen koronaren Arterien fokal oft eine intimale Verdickung (strukturelles Remodeling) der Gefäßwand aufweisen (5; ☞ Abb. 10.2).

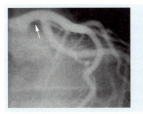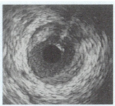

Abb. 10.2: Koronarangiogramm nach intravaskulärem Ultraschall bei einem Patienten mit Hypercholesterinämie und allenfalls diskreten angiographischen Veränderungen. Man erkennt eine erhebliche exzentrische Plaquebildung, die angiographisch nicht erkennbar ist (Pfeil). Diese Patienten zeigen alle eine Endotheldysfunktion (Bild von Prof. Dr. D. Hausmann, Städt. Klinikum Wolfsburg).

Derartige strukturelle Alterationen sind nicht selten bereits im jugendlichen Alter zu finden - ein Argument mehr für eine Frühprävention. Nicht nur die stimulierte Freisetzung von NO aus dem Endothel durch Acetylcholin, Bradykinin und andere Substanzen ist bei arteriosklerotischen Koronararterien vermindert, sondern auch die basale Freisetzung von NO (6). NO trägt zum basalen Ruhetonus von epikardialen Koronararterien bei (☞ Abb. 10.3).

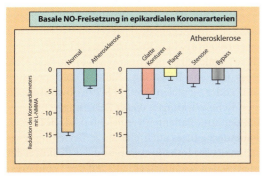

Abb. 10.3: Die Hemmung der NO-Freisetzung durch L-NMMA führt zur epikardialen Vasokonstriktion; d.h. NO trägt zum Ruhetonus der Koronararterie bei. Bei koronarer Herzkrankheit ist dieser Beitrag vermindert; weniger NO bedeutet bei diesen Patienten Neigung zur Vasokonstriktion (modifiziert nach Quyyumi et al., JACC 1997):

Sowohl die basale Freisetzung von NO als auch die Freisetzung von NO durch physiologische Stimuli wie z.B Blutflußsteigerung ist bereits bei Vorliegen von koronaren Risikofaktoren vermindert (7) und hat funktionelle Konsequenzen (☞ unten und Abb. 10.4).

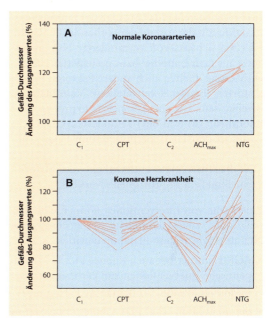

Abb. 10.4: Koronare Gefäßdurchmesser vor und nach cold pressure test (CPT), Acetylcholin (Ach) und Nitroglycerin (NTG) bei Gesunden und bei Patienten mit koronarer Herzerkrankung. Bei Gesunden kommt es zur Erweiterung der epikardialen Koronararterien unter CPT, Ach und NTG; d.h. entsprechend der Blutdruck-Frequenz-Steigerung der flußabhängigen Dilatation bei erhöhter Koronarperfusion und normaler Endothelfunktion. Bei Patienten wird eine paradoxe Vasokonstriktion auf den Cold Pressure Test nach Ach beobachtet, d.h. Stressreaktionen führen zur koronaren Gefäßverengung an den Segmenten, die eine Endotheldysfunktion aufweisen (modifiziert nach 26).

> Die Endotheldysfunktion ist offenbar besonders ausgeprägt an Verzweigungen der Koronararterien, also an Prädilektionsstellen, an denen auch besonders häufig Koronarstenosen entstehen.

Eine verminderte Endothel-vermittelte Vasodilatation von epikardialen Koronararterien wird bei allen Risikofaktoren der koronaren Herzerkrankung beobachtet, wie

- Diabetes
- Hypertonie
- Rauchen
- Hypercholesterinämie und
- positiver Familienanamnese

In der Tat korreliert das Ausmaß der Endotheldysfunktion mit der Anzahl der vorhandenen Risikofaktoren. Jenseits von verminderter NO-Freisetzung aus dem Endothel bzw. gesteigerter NO-Inaktivierung dürften auch andere Faktoren bei der gestörten Endothel-vermittelten Vasodilatation beteiligt sein, wie eine gesteigerte Expression von Endothelin (8) und/oder veränderte Aktivität des Endothel-derived-Hyperpolarization-Faktor (9).

> Die beeinträchtigte endotheliale vasodilatorische Funktion ist prinzipiell reversibel.

Eine Reihe von Interventionen können eine partielle oder nahezu komplette Restaurierung der NO-abhängigen Vasodilatation bewirken, so u.a.

- ACE-Hemmer (☞ auch Kapitel 14.2.1. "Therapeutische Interventionen zur Verbesserung der Endothelfunktion" → Beitrag ACE-Hemmer)
- die Reduktion von LDL-Cholesterin, Statine oder
- L-Arginin, der Vorläufer von NO (10, 11)

Mehrere Studien der letzten Jahre konnten zeigen, daß der Grad der Einschränkung der Endothelabhängigen Vasodilatation einen unabhängigen Prädiktor für das Auftreten kardiovaskulärer Ereignisse bei Patienten mit KHK oder Risikofaktoren darstellt, was auf eine wichtige prognostische Bedeutung der Endotheldysfunktion auch in fortgeschrittenen Stadien der Atherosklerose hinweist (☞ Kapitel 5.).

10.1. Funktionelle Konsequenzen der beeinträchtigten NO-Verfügbarkeit in Koronararterien

Der Verlust der Fluß-abhängigen Dilatation in atherosklerotischen Segmenten dürfte die Vasokonstriktion begünstigen. Solch eine beeinträchtigte Vasodilatation epikardialer Koronararterien könnte zur paradoxen Vasokonstriktion bei Belastungen im täglichen Leben beitragen, wie z.B. körperliche Belastung, mentaler Stress oder eine kalte Umgebung. Unter normalen Bedingungen repräsentiert die Fluß-vermittelte Dilatation einen wichtigen Mechanismus, durch den die epikardialen Gefäße sich bei Belastung erweitern. Die NO-vermittelte, Scherkraft-induzierte Dilatation wirkt der myogenen Vasokonstriktion entgegen, die durch Blutdruckanstieg bewirkt wird (23, 24). Die endotheliale Beeinflussung von Faktoren, z.B. die sympathische Stimulation von Blutplättchen oder ihrer freiwerdenden Substanzen (Thromboxan, Serotonin) wird bei verminderter NO-Verfügbarkeit nicht mehr greifen. Angesichts der endothelialen Dysfunktion sind die Gefäße empfänglicher gegenüber den konstriktiven Wirkungen von Norepinephrin. Tatsächlich haben DeVita et al. gezeigt, daß bei Patienten, bei denen eine Endotheldysfunktion (diagnostiziert durch die Gabe von Acetylcholin) vorliegt, die intrakoronare Infusion von Phenylephrin mit einer erhöhten Vasokonstriktion im Vergleich zu den Kontrollpersonen verbunden ist (25). Ähnlich aktivieren Belastung und eine kalte Umgebungstemperatur das sympathische Nervensystem und erhöhen die zirkulierenden Spiegel der Katecholamine.

> Die sympathische Aktivierung ist begleitet von komplexen Reflexmechanismen einschließlich der Erhöhung der Herzfrequenz und des Blutdruckes und dadurch bedingt von einem erhöhten Sauerstoffbedarf des Myokards.

Bei Patienten mit normalen Koronararterien führt körperliche Belastung, mentaler Stress oder Kälte zu einer Dilatation der epikardialen Koronararterien (26). Im Gegensatz dazu zeigen Patienten mit arteriosklerotischen Koronararterien eine "paradoxe" epikardiale Koronar-Vasokonstriktion als Reaktion auf Belastung, Kälte ("cold pressure test") oder mentalen Stress (27-29), obwohl die systemische Wirkungen dieser Belastungen bei Probanden und Patienten vergleichbar ist. Bei diesen Patienten gibt es auch eine enge Beziehung zwischen der Endothelfunktion und der Reaktion des identischen Koronarsegments auf den "cold pressure test". Es ist denkbar, daß eine unangemessene Vasokonstriktion, die auf einer endothelialen Vasodilatator-Dysfunktion von atherosklerotischen epikardialen Arterien beruht, eine wichtige Rolle spielt bei der Auslösung der Myokardischämie bei Patienten mit mittelgradigen Koronarstenosen. Obwohl der Grad der koronaren stressinduzierten Vasokonstriktion bei Endotheldysfunktion unter 25 - 30 % liegt, könnte solch ein Anstieg des arteriellen Tonus eine Zunahme des Stenosegrades einer zunächst nicht flußlimitierenden, exzentrischen Stenose bewirken und somit eine unter Ruhebedingungen nicht relevante Ein-

10.1. Funktionelle Konsequenzen der beeinträchtigten NO-Verfügbarkeit in Koronararterien

engung bei Stress funktionell bedeutsam machen. Deshalb könnte bei Koronarläsionen zwischen 50-70 % eine abnormale Vasokonstriktor-Reaktion, hervorgerufen durch den Verlust von Endothel-vermittelter Vasodilatation, verantwortlich sein für das Mismatch zwischen der Sauerstoffversorgung im Myokard und dem Bedarf. Mit anderen Worten, es dürfte eine Verbindung bestehen zwischen der endothelialen Vasodilatator-Dysfunktion und Angina-Episoden, die mit den Aktivitäten des täglichen Lebens verbunden sind. Kurzzeit-Interventionsstudien unterstützen diese theoretischen Überlegungen. Interessanterweise konnte eine besonders ausgeprägte koronare Vasokonstriktion auf Kälte ("cold pressure Test") bei Patienten mit instabiler Angina pectoris gezeigt werden (29a). Eine signifikante Senkung des Serumcholesterin von im Mittel 235 mg % auf 162 mg % über 4 Monate steigerte die maximale Adenosin-induzierte Blutfluß-Steigerung um 47 % in Arealen, die von einer stenosierten Koronararterie versorgt wurden (30). Da in so kurzer Zeit eine nennenswerte Regression von Koronarstenosen nicht zu erwarten ist, sprechen die Beobachtungen dafür, daß die verbesserte Myokardperfusion durch eine gesteigerte flußabhängige Endothel-vermittelte Dilatation der stenotischen Koronararterie bedingt ist (30, 31).

Es ist bemerkenswert, daß der koronare vasomotorische Tonus zusätzlich auch durch humorale Faktoren erhöht werden kann, die durch aktivierte Blutplättchen freiwerden, z.B.

- während einer Ischämie
- bei Plaque-Rupturen oder
- einfach während zirkadianen Spitzen der Blutplättchen-Aggregation

In der Tat konnten Hinweise gefunden werden, daß intrakoronare Freisetzung von Serotonin während einer Blutplättchen-Aktivierung, eine Ursache für starke epikardiale koronare Vasokonstriktion bei Patienten mit koronarer Herzkrankheit und Endotheldysfunktion darstellen dürfte, wohingegen bei gesunden Probanden eine koronare Vasodilatation beobachtet wurde (32).

> Es ist also anzunehmen, daß das intakte Endothel eine wichtige Rolle bei der Erhaltung des Gleichgewichtes zwischen dem proaggregativen und dem antiaggregativen Verhalten der Blutplättchen spielt. Ein normales Endothel schützt vor Anlagerung und Aktivierung der Blutplättchen. Umgekehrt wurde eine erhöhte Blutplättchen-Adhäsion in menschlichen ateriosklerotischen Arterien nachgewiesen.

Die Steigerung der NO-Freisetzung aus dem vaskulären Endothel führt zur Hemmung der Blutplättchen-Aggregation im menschlichen Blutkreislauf und dieser hemmende Effekt ist bei Patienten mit Atherosklerose vermindert (34). Es ist daher anzunehmen, daß die Endotheldysfunktion auch beim akuten koronaren Syndrom eine wichtige Rolle spielt. Plaqueerosion und Ruptur führen zur Plättchenaktivierung und Ausschüttung von Serotonin, das nur bei Endotheldysfunktion zur koronaren Vasokonstriktion führt. Unter pathophysiologischen Bedingungen kann die endotheliale NO-Synthase anstatt NO-Radikale bilden. Während NO die NF kappa B-Aktivität hemmt, wird NF kappa B durch Radikale aktiviert mit vermehrter Expression von Adhäsionsmolekülen, MCP-1, Zytokinen und anderen Redox-sensitiven Proteinen; d.h. das gestörte Gleichgewicht stärkt eine proinflammatorische Komponente in der Gefäßwand und könnte somit zur Plaqueinstabilität beitragen. Auch für die instabile Angina pectoris konnte gezeigt werden, daß eine Senkung des Serumcholesterins eine Verbesserung der Endothel-abhängigen Vasodilatation bewirkt (35). Inwieweit dies kurz bis mittelfristig einen positiven Einfluß auf Myokardischämie und koronare Ereignisse hat, wird z.Z. in großen Studien geprüft.

Experimentelle Daten deuten auch daraufhin, daß das Endothel eine wichtige Rolle bei der Bewahrung der vaskulären Struktur spielt (36). Es ist daher möglich, daß die verminderte endotheliale NO-Verfügbarkeit Langzeitwirkungen bezüglich des vaskulären Remodelings der Koronararterien hat. Da NO auch die Wirkung und Synthese des Endothelin hemmt, könnte das Fehlen der NO-Aktivität die vaskuläre Expression des Endothelins fördern. Tatsächlich wurden erhöhte Plasma und Gewebe-Endothelin-Spiegel bei Patienten mit koronarer Herzkrankheit beobachtet (37, 8).

10.2. Endothelfunktion in der koronaren Mikrozirkulation

Die Endothel-abhängige Vasodilation im Bereich der koronaren Mikrozirkulation ist bei Patienten mit koronarer Herzerkrankung erheblich eingeschränkt (14).

> Da die Dilatation der Widerstandsgefäße die Voraussetzung für die Steigerung der Koronarperfusion darstellt, z.B. während reaktiven Hyperämie, dürfte die beeinträchtigte Endothel-Funktion der koronaren Widerstandsgefäße bei Menschen eine wichtige Bedeutung für die Durchblutung des Herzens besitzen.

Allerdings ist NO nur einer von mehreren Faktoren, welche den Tonus der koronaren Mikrozirkulation bestimmen; daneben dürften u.a.

- EDHF
- Prostaglandin und
- Adenosin

eine wichtige Rolle spielen (13). Der Ausfall oder die verminderte Verfügbarkeit von NO in der koronaren Mikrozirkulation wirken sich jedoch negativ auf die Koronarperfusion aus (14,7,15). Mit nuklearmedizinischen Methoden konnte bestätigt werden, daß eine Endotheldysfunktion der koronaren Mikrozirkulation mit myokardialen Perfusionsdefekten assoziiert ist, jenseits der Endotheldysfunktion der epikardialen Leitungsgefäße (16).

Es ist nicht bekannt, jedoch durchaus denkbar, daß Interventionen, welche die Endothel-abhängige Dilatation in der koronaren Mikrozirkulation verbessern, dies nicht nur über die Wiederherstellung von NO-Synthese und Freisetzung oder Reduktion der NO-Inaktivierung erreichen, sondern auch EDHF, Prostaglandine oder den Adenosin-Metabolismus beeinflussen.

Die Koronarperfusion kann durch das Endothel auch indirekt beeinflußt werden. Beispielsweise moduliert NO die sympathetisch-vermittelte Vasokonstriktion. Bei niedrigen Noradrenalin-Konzentrationen wird zunächst NO aus dem Endothel freigesetzt, erst bei höheren Dosen kommt es zur koronaren Vasokonstriktion. NO inhibiert auch Plättchenaggregation und damit die Freisetzung von Thromboxan und Serotonin (17), welche starke Vasokonstriktoren darstellen. Bei einer normalen Endothelfunktion wird insbesondere durch Serotonin eine Freisetzung von NO stimuliert. Dieser Effekt ist jedoch, analog zu Acetylcholin, bei Endotheldysfunktion reduziert oder gar aufgehoben, es kann dann zur paradoxen Koronarvasokonstriktion durch Serotonin kommen.

10.3. Mechanismen für die Entwicklung der Endotheldysfunktion

Eine Reihe von Mechanismen kann zur gestörten NO-vermittelten Vasodilatation beitragen. Der quantitative Beitrag der einzelnen Faktoren hängt sicher auch von den zugrundeliegenden Risikofaktoren, der Art und dem Stadium der Erkrankung ab.

> Es ist offensichtlich, daß die Identifizierung der Bedeutung der einzelnen Mechanismen große Bedeutung für neue therapeutische und präventive Strategien darstellt.

Grundsätzlich kann eine Störung der NO-Synthese, der NO-Freisetzung bzw. Beschleunigung der NO-Inaktivierung oder eine Kombination dieser Mechanismen vorliegen. Kurzzeit-Interventionen mit L-Arginin und Tetrahydrobiopterin deuten daraufhin, daß die Substrat- bzw. Kofaktoren-Verfügbarkeit eine Rolle spielen dürften (10,18); auch gibt es Anhaltspunkte dafür, daß zumindest in fortgeschrittenen Stadien die Synthese von NO gestört ist, denn es konnte nachgewiesen werden, daß die Expression und Freisetzung von NO aus dem Endothel von arteriosklerotischen Gefäßen von Patienten vermindert ist (19). Daran könnte auch das CRP beteiligt sein, welches in Endothelzellen die Expression der endothelialen NO synthase zu vermindern scheint (19a). Weiterhin gibt es überzeugende Befunde, die dafür sprechen, daß eine gesteigerte Inaktivierung von NO durch einen Exzess von endothelialer Sauerstoff-Radikalbildung einen wichtigen Mechanismus der Endotheldysfunktion bei Patienten mit KHK darstellt (20a-c, 21). In der Tat korreliert der Grad der Ach-induzierten koronaren Vasokonstriktion mit dem Ausmaß der LDL-Oxidation im Plasma (22). Mehrere Untersuchungen konnten auch einen günstigen akuten Effekt strukturell verschiedener Antioxidantien (wie Vitamin C oder Glutathion) auf die Endothel-abhängige Vasodilatation bei Patienten mit KHK nachweisen (20a), wobei das Ausmaß der Verbesserung der Endothel-abhängigen Vasodilatation durch Vitamin C bei Patienten mit koronarer Herzerkrankung auch einen unabhängigen Prädiktor für konsekutive kardiovaskuläre Ereignisse darstellte (20b). In den letzten Jahren haben mehrere Arbeitsgruppen Mechanismen untersucht, welche zum vermehrten vaskulären oxidativen Stress (und damit zur gesteigerten Inaktivierung von endothelialem NO) bei Patienten mit koronarer Herzerkrankung führen (☞ Abb. 10.5).

der extrazellulären Superoxid-Dismutase (ecSOD) ist bei diesen Patienten stark vermindert und korreliert eng mit der endothel-abhängigen Vasodilatation (22e).

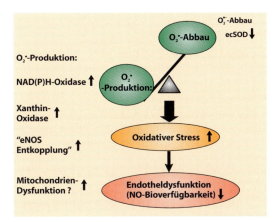

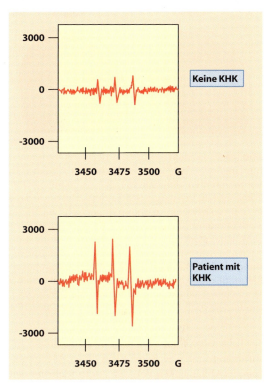

Abb. 10.5. Potentielle Mechanismen des gesteigerten vaskulären oxidativen Stress bei Patienten mit koronarer Herzerkrankung: Bei Patienten mit KHK scheint eine Dysbalance der Aktivitäten vaskulärer oxidativer und antioxidativer Enzymsysteme vorzuliegen. Dabei führt eine gesteigerte Superoxid-Anionen-Produktion ($O_2^{\bullet-}$) durch die NADPH-Oxidase und Xanthin-Oxidase wahrscheinlich durch eine gesteigerte Oxidierung des NO-Synthase-Kofaktors Tetrahydrobiopterin zur „Entkopplung" der endothelialen NO-Synthase, welche dann auch Sauerstoffradikale produziert. Die Aktivität des wichtigsten vaskulären Superoxid-Anionen abbauenden Enzymssystems, der extrazellulären Superoxid-Dismutase (ecSOD), ist bei Patienten mit KHK reduziert.

Dabei zeigte sich sowohl eine gesteigerte koronare Expression als auch Aktivität der NADPH-Oxidase bei Patienten mit KHK (☞ Abb. 10.6; 22a, b,c). Weiterhin dürften eine gesteigerte Xanthin-Oxidase-Aktivität, die "Entkopplung" der endothelialen NO-synthase und eine Mitochondriendysfunktion eine Rolle spielen (22b, 22d). Offensichtlich ist auch das antioxidative Potential der Gefäßwand bei Patienten mit koronarer Herzkrankheit reduziert, denn die vaskuläre Aktivität

Abb. 10.6: Koronare NADPH-Oxidase-Aktivität bei Patienten mit koronarer Herzerkung: Repräsentative Elektonen-Spin-Resonanz(ESR)-spektroskopische Untersuchung der NADPH-Oxidase-Aktivität im Koronargefäss eines Patienten mit koronarer Herzerkrankung und in einem nicht-atherosklerotischen Koronargefäß. Diese Untersuchungen weisen auf eine Aktivierung der vaskulären NADPH-Oxidase bei Patienten KHK hin (modifiziert nach Spiekermann et al.; Circulation 2003;107:1383-1389).

Interessanterweise konnte eine gesteigerte Superoxid Produktion in Koronararterien von Patienten mit koronarer Herzerkrankung insbesondere in der "Schulterregion" atherosklerotischer Plaques nachgewiesen werden, was an der Instabilität dieser Region wesentlich beteiligt sein könnte (☞ Abb. 10.7; 22a). Auch gibt es erste Hinweise, daß die koronare Sauerstoffradikalproduktion bei Patienten mit akutem Koronarsyndrom deutlich stärker erhöht ist als bei Patienten mit stabiler Angina pectoris (22f).

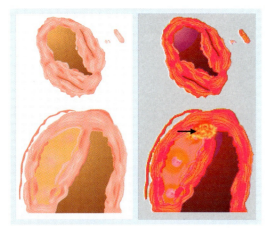

Abb. 10.7: Oxidativer Stress in der „Schulterregion" humaner koronarer atherosklerotischer Plaques: In Koronararterien von Patienten mit koronarer Herzerkrankung läßt sich neben dem Endothel insbesondere in der vulnerablen pathophysiologisch wichtigen Schulterregion (häufige Lokalisation von Plaqueeinrissen) eine stark gesteigerte Superoxid-Produktion nachweisen (☞ Pfeil, hier mit Dihydroethidium-Färbung, **rechte Bildhälfte; links:** Hematoxylin-Eosin-Färbung), die an der Instabilität dieser Region wesentlich beteiligt sein könnte (schematische Darstellung, modifiziert nach Sorescu et al.; Circulation 2002;105: 1429-35).

In Tabelle 10.1 sind wichtige Mechanismen zusammengefaßt. Die Bedeutung dieser Mechanismen in Abhängigkeit von den zugrundeliegenden Risikofaktoren wird in den entsprechenden Kapiteln diskutiert.

Mechanismen der Endotheldysfunktion
• Hemmung der L-Arginin-Aufnahme in den Endothelzellen
• Hemmung/Kompetition von L-Arginin durch asymmetrisches Dimethylarginin (ADMA) und somit Hemmung der NO-Synthese
• verminderte Expression und Aktivität der NO-Synthase (Regulation durch Scherkräfte, Akt, Proteinkinase C)
• gesteigerte Inaktivierung von NO durch Radikale, "Entkopplung" der NO-Synthase
• verminderte Stimulation der NO-Freisetzung (verminderte Bradykinin- Konzentration durch gesteigerte ACE-Aktivität)

Tab. 10.1: Mechanismen der Endotheldysfunktion.

10.4. Literatur

1. Drexler H, Zeiher AM. Endothelial function in human coronary arteries in vivo. Focus on hypercholsterolemia. Hypertension 1991;18 (4 Suppl):II90-99

2. Reddy KG, Nair RN, Sheehan HM et al. Evidence that selective endothelial dysfunction may occur in the absence of angiografic or ultrasound atherosclerotis in patients with risk factors for atherosclerotis. J Am Coll Cardiol 1994;23:833-943

3. Drexler H, Zeiher AM, Wollschläger H, Meinertz T, Just H, Bonzel T. Flow-dependent coronary artery dilatation in humans.

3a. Ross R. Atherosclerosis—an inflammatory disease. N Engl J Med 1999; 340: 115-26

4. Zeiher AM, Drexler H, Wollschlager H, Just H. Modulation of coronary vasomotor tone in humans. Progressive endothelial dysfunction with different early stages of coronary atherosclerosis. Circulation 1991;83:391-401

5. Hausmann D, Johnson JA, Sudhir K et al. Angiographically silent atherosclerosis detected by intravascular ultrasound in patients with familiarl hypercholesterolemia and familial combined hyperlipidaemia: Correlation with high density lipoproteins. J Am Coll Cardiol 1996; 27:1562-1570

6. Chester AH, O`Neil GS, Moncada S, et al. Low basal and stimulated release of nitric oxide in atherosclerotic epicardial coronary arteries. Lancet 1990;336:897-900

7. Quyyumi AA, Dakak N, Andrews NP, et al. Nitric oxide activity in the human coronary circulation. J Clin Invest 1995;95:1747-1755

8. Lerman A, Edwards BS, Hallet JW et al. Circulating and tissue endothelin immunoreactivity in advanced atherosclerosis. New Engl. J Med 1991;325:997-1001

9. Kessler P, Popp R, Busse R, Schini-Kerth VB. Proinflammatory mediators chronically downregulate the formation of the endothelium-derived hyperpolarizing factor in arteries via a nitric oxide/cyclic GMP-dependent mechanism. Circulation 1999;99:1878-84

10. Drexler H, Zeiher AM, Meinzer K, Just H. Correction of endothelial dysfunction in coronary microcirculation of hypercholesterolemic patients by L-arginine. Lancet 338:1546-1550, 1991

11. Creager MA, Cooke JP, Mendelsohn ME et al: Impaired vasodilation of forearm resistance vessels in hypercholesterolemic humans. J Clin Invest 86:228-234, 1990

12. Kuo L, Davis MJ, Cannon MS, et al. Pathophysiological consequences of atherosclerosis extend into the coronary microcirculation. Restoration of endothelium –dependent responses by L-arginine. Circ Res. 1992;70:465-476

10.4. Literatur

13. *Duffy SJ, Sally MB, Castle SF, et al.* Contribution of vasodilator prostanoids and nitric oxide to resting flow, metabolic vasodilation, and flow-mediated dilation in human coronary circulation. Circulation 1999; 100: 1951-1957.

14. *Zeiher AM, Drexler H, Wollschläger H, Just H.* Endothelial dysfunction of the coronary micorvasculature is associated with impaired coronary blood flow regulation in patients with early atherosclerosis. Circualtion 1991; 84:1984-1992.

15. *Quyyumi AA, Dakak N, Andrews NP.* Contribution of nitric oxide to metabolic coronary vasodilation in the human heart. Circulation 1995;92:320-6

16. *Hasdai D, Gibbons RJ, Holmes DR et al.* Coronary endothelial dysfunction in humans is associated with myocardial perfusion defects. Circulation 1997;96:3390-3395.

17. *Golino P, psicione F, Willerson JT, et al.* Divergent effects of serotonin on coronary-artery dimensions and blood flow in patients with coronaryx atherosclerosis and control patients. N Engl J Med 1991;324:641-8

18. *Stroes E, Kastelein J, Cosentino F, et al.* Tetrahydrobipterin restores endothelial function in hypercholesterolemia. J Clin Invest 19979:41-6

19. *Oemar BS, Tschudi MR, Godoy N, et al.* Reduced endothelial nitric oxide synthase expression and production in human atherosclerosis. Circulation 1998;97: 2494-8

19a. *Venugopal SK, Devaraj S, Yuhanna I, Shaul P, Jialal I.* Demonstration that C-reactive protein decreases eNOS expression and bioactivity in human aortic endothelial cells. Circulation 2002; 106: 1439-41

20. *Minor RL, Myers PR, Guerra R jr. et al.* Diet-induced atherosclerosis increases the release of nitrogen oxides from rabbit aorta. J Clin Invest 1990;86:2109-16

20a. *Landmesser U, Harrison DG.* Oxidant stress as a marker for cardiovascular events: Ox marks the spot. Circulation 2001;104: 2638-40

20b. *Heitzer T, Schlinzig T, Krohn K, Meinertz T, Munzel T.* Endothelial dysfunction, oxidative stress, and risk of cardiovascular events in patients with coronary artery disease. Circulation 2001; 104: 2673-8

20c. *Levine GN, Frei B, Koulouris SN, Gerhard MD, Keaney JF Jr, Vita JA.* Ascorbic acid reverses endothelial vasomotor dysfunction in patients with coronary artery disease. Circulation 1996; 93: 1107-13

21. *Ohara Y, Peterson TE, Harrison DG.* Hypercholesterolemia increases endothelial superoxide anion production. J Clin Invest 1993;91:2546-51

22. Anderson TJ, Meredith IT, Charbonneau F, et al. Endothelium-dependent coronary vasomotion relates to the susceptibility of LDL to oxidation in humans. Circulation 1996;93:1647-1650.

22a. *Spiekermann S & Landmesser U, Dikalov S, Gamez G, Tatge H, Hornig B, Drexler H, Harrison DG.* Electron Spin Resonance Characterization of Vascular NAD(P)H- and Xanthine-Oxidase-Activity in Patients with Coronary Artery Disease - Relation to Endothelium Dependent Vasodilation. Circulation 2003;107:1383-9

22b. *Sorescu D, Weiss D, Lassegue B, Clempus RE, Szocs K, Sorescu GP, Valppu L, Quinn MT, Lambeth JD, Vega JD, Taylor WR, Griendling KK.* Superoxide production and expression of nox family proteins in human atherosclerosis. Circulation 2002 ;105(12):1429-35

22c. *Azumi H, Inoue N, Takeshita S, Rikitake Y, Kawashima S, Hayashi Y, Itoh H, Yokoyama M.* Expression of NADH/NADPH oxidase p22phox in human coronary arteries. Circulation 1999; 100(14):1494-8

22d. *Ballinger SW, Patterson C, Knight-Lozano CA, Burow DL, Conklin CA, Hu Z, Reuf J, Horaist C, Lebovitz R, Hunter GC, McIntyre K, Runge MS.* Mitochondrial integrity and function in atherogenesis. Circulation 2002; 106: 544-9

22e. *Landmesser U, Merten R, Spiekermann S, Buttner K, Drexler H, Hornig B.* Vascular extracellular superoxide dismutase activity in patients with coronary artery disease – relation to endothelium-dependent vasodilation. Circulation 2000; 101: 2264-70

22f. *Azumi H, Inoue N, Ohashi Y, Terashima M, Mori T, Fujita H, Awano K, Kobayashi K, Maeda K, Hata K, Shinke T, Kobayashi S, Hirata K, Kawashima S, Itabe H, Hayashi Y, Imajoh-Ohmi S, Itoh H, Yokoyama M.* Superoxide generation in directional coronary atherectomy specimens of patients with angina pectoris: important role of NAD(P)H oxidase. Arterioscler Thromb Vasc Biol 2002; 22: 1838-44

23. *Pohl U, Herlan K, Huang A, et al.* Nitric oxide mediated shear induced dilation opposes myogenic vasoconstriction in small rabbit arteries. Am J Physiol 1991;261: H2016-H2023.

24. *Jones CJH, Kuo L, Davis MJ, et al.* Myogenic and flow-dependent control mechanisms in the coronary microcirculation. Basic Res. Cardiol 1993;88:2-10

25. *DeVita JA, treasure CB, Yeung AC, et al.* patients with evidence of coronary endothelial dysfunction as assessed by acetylcholine infusion demonstrate marked increase in sensitivity to constrictor effects of catecholamines. Circulation 1992;85:1390-1397

26. *Zeiher AM, Drexler H, Wollschläger H, et al.* Coronary vasomotion in response to sympathetic stimulation in humans: importance of the functional integrity of the endothelium. J Am Coll Cardiol 1989;14:1181-1190

27. *Gordon JB, Ganz P, nabel EG, et al.* Atheroslerosis influences the vasomotor response of epicardial coronary arteries to exercise. L Clin Invest 1989;83:1946-1952

28. *Yeung AC, Vekshtein VI, Krantz DS, et al.* The effect of atherosclerosis on the vasomotor response of coronary arteries to mental stress. New Engl J Med 1991;325:1551-1556.

29. *Gage JE, Hess OM, Murakamit T et al.* Vasoconstriction of stenotic coronary arteries during dynamic exercise in patients with classic angina pectoris: reversibility by nitroglycerine. Circulation 1986;73:865-876

29a. *Tomai F, Crea F, Gaspardone A, Versaci F, Ghini AS, Chiariello L, Gioffre PA.* Unstable angina and elevated c-reactive protein levels predict enhanced vasoreactivity of the culprit lesion. Circulation 2001; 104: 1471-6

30. *Huggins GS, Pasternak RC, Alpert NM, et al.* Effects of short term treatment of hyperlipidaemia on coronary vasodilator function and myocardial perfusion in regions having substantial impairment of baseline dilator reverse. Circulation 1998;98:1291-1296

31. *Bache RJ.* Vasodilator reserve. Circulation 1998;98: 1257-1260

32. *van den Berg EK, Schmitz JM, Benedict CR, et al.* Transcardiac serotonin concentration is increased in selected patients with limiting angina and complex coronary lesion morphology. Circulation 1989;79:116-124

34. *Diodati JG, Dakak N, Gilligan DM, et al.* Effect of atherosclerosis on endothelium-dependent inhibition of platelet activation in humans.Circulation 1998;98:17-24

35. *Dupuis J, Tardif JC, Cernacek P, et al:* Cholesterol reduction rapidly improves endothelial function after acute coronary syndromes. Circulation 1999;99:3227-3233.

36. *Langille BL, O`Donnell F.* Reductions in arterial diameter produced by chronic decreases in blood flow are endothelium-dependent.Science 1986;231:405-407

37. *Lerman A, Holmes Jr DR, Bell MR, et al.* Endothelin in coronary endothelial dysfunction and early atherosclerosis in humans. Circulation 1995;92:2426-2431

38. *DeVita JA, Treasure CB, Nabel EG et al.* Coronary vasomotor response to acetylcholine relates to risk factors for coronary artery disease. Circulation 1990;81:491-497

39. *Clarkson P, Celermajer DS, Powe AJ et al:* Endothelium-dependent dilatation is impaired in young healty subjects with a family history of premature coronary disease. Circulation 1997;96:3378-3383.

39a. *Schächinger V, Britten MB, Elsner M, Walter D, Scharrer I, Zeiher AM.* A Positive Family History of Premature Coronary Artery Disease Is Associated With Impaired Endothelium-Dependent Coronary Blood Flow Regulation. Circulation 1999 100: 1502-1508.

39b. *Gaeta G, De Michele M, Cuomo S, Guarini P, Foglia MC, Bond MG, Trevisan M.* Arterial abnormalities in the offspring of patients with premature myocardial infarction. N Engl J Med 2000; 343: 840-6

40. *Yasue H, Matsuyama K, Matsuyama K et al.* Responses of angiographically normal human coronary arteries to intracoronary injection of acetylcholine by age and segment. Possible role of early coronary atherosclerosis. Circulation 1990;81:482-490

41. *Zeiher Am, Schächinger V, Hohnloser SH et al.* Coronary atheroslerotic wall thickening and vascular reactivity in humans. Elevated high-density lipoprotein levels ameliorate abnormal vasoconstriction in early atherosclerosis. Circulation 1994;89:2525-2532

Homozystein und Endothelfunktion

11. Homozystein und Endothelfunktion

11.1. Grundlagen

Es war die Beobachtung von McCully (1969), der bei der Autopsie von Kindern mit einer genetisch bedingten **Hyperhomozysteinämie** eine **schwere Atherosklerose** feststellte, die zum ersten Mal auf die mögliche Bedeutung der Hyperhomozysteinämie für die Pathogenese arterieller Gefäßerkrankungen hinwies (1).

> In der Folge konnte durch eine große Zahl von epidemiologischen Studien gezeigt werden, daß die Hyperhomozysteinämie einen unabhängigen Risikofaktor für atherothrombotische Gefäßerkrankungen darstellt (2-4).

Eine Endotheldysfunktion, die für die Atherogenese bedeutsam sein könnte, konnte erstmals durch Celermajer et al. bei Kindern mit einer homozygoten Homozystinurie, die mit einer ausgeprägten Hyperhomozysteinämie einherging, gezeigt werden (5). Diese Kinder hatten bereits eine deutlich eingeschränkte endothelabhängige Vasodilatation. Auch bei der im Tierexperiment durch Diät induzierten Hyperhomozysteinämie (Affen, die mit Methionin-reicher und Folat-defizienter Diät gefüttert wurden) wurde eine pathologisch eingeschränkte endothelabhängige Vasodilatation beobachtet (6; ☞ Abb. 11.1).

Auch bei erwachsenen Patienten mit einer mäßigen Hyperhomozysteinämie (Plasmaspiegel gegenüber Norm verdoppelt) läßt sich eine substantiell reduzierte fluß-abhängige, Endothel-vermittelte Vasodilatation (7) nachweisen, wobei diese Einschränkung der Endothelfunktion bei stärker erhöhten Homozystein-Plasmaspiegeln zuzunehmen scheint (8). Bei gesunden Individuen führt die akut induzierte Hyperhomozysteinämie (nach Applikation von Methionin) zu einer verminderten endothelabhängigen Vasodilatation (9).

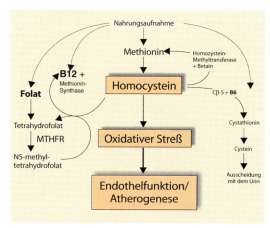

Abb. 11.1: Stoffwechsel des Homozysteins. Eine verminderte Aufnahme von Folat, Vitamin B6 und Vitamin B12 wird als eine häufige Ursache der Hyperhomozysteinämie angesehen (3). MTHFR = Methylen-Tetrahydrofolat-Reduktase; Cβ-S = Cystathionin β-Synthase; B12 = Vitamin B12; B6 = Vitamin B6.

11.2. Pathomechanismen

Die Mechanismen, die zur Endotheldysfunktion bei der Hyperhomozysteinämie beitragen, sind noch nicht endgültig geklärt. Mehrere Befunde weisen aber auf eine entscheidende Rolle einer **vermehrten Bildung von reaktiven Sauerstoffspezies für die Endotheldysfunktion** bei der Hyperhomozysteinämie hin. Reaktive Sauerstoffspezies können unter anderem durch die vermehrte Inaktivierung von Stickstoffmonoxid (NO) zur Beeinträchtigung der Endothelfunktion führen. Die Störung der Endothel-abhängigen Vasodilatation ist bei der experimentell-induzierten Hyperhomozysteinämie gesunder Individuen (nach Applikation von Methionin) durch die gleichzeitige Therapie mit dem Antioxidans Vitamin C zu verhindern (10). Dies gilt auch für die Mikrozirkulation: bei der experimentell-induzierten Hyperhomozysteinämie gesunder Individuen zeigt sich eine die Beeinträchtigung der Endothel-abhängigen Vasodilatation im Bereich der Mikrozirkulation, welche durch die gleichzeitige Behandlung mit dem Antioxidans Vitamin C reduziert werden kann (11). In vitro kann der zytotoxische Effekt von Homozystein auf Endothelzellen durch die zusätzliche Applikation von Katalase, des antioxidativen Enzymsystems welches Wasserstoffperoxid abbaut, inhibiert werden (12).

Reaktive Sauerstoffspezies, wie

- Superoxid-Anionen (O_2^-) und
- Wasserstoffperoxid (H_2O_2)

können durch die Autooxidation von Homozystein entstehen (4, 13). Weiterhin führen pathophysiologisch relevante Homozystein-Konzentrationen in Endothelzellen *in vitro* zu einer Reduktion der Aktivität und Expression des antioxidativen Enzymsystems Glutathion-Peroxidase, was den Abbau von Wasserstoffperoxid und Lipidperoxiden beeinträchtigt (14). Im Tiermodell war die Homozystein-bedingte Endotheldysfunktion durch Überexpression der Glutathion-Peroxidase reversibel (14a). Bei Patienten mit Hyperhomozysteinämie konnten erhöhte Plasmaspiegel eines Indikators der Lipidperoxidation, des F2-Isoprostanes, beobachtet werden (15). Die vermehrte Lipidperoxydation könnte auch durch die gesteigerte Oxidierung von LDL-Cholesterin zur Endotheldysfunktion beitragen.

11.3. Therapeutische Konsequenzen

Neben dem akuten Effekt von Vitamin C konnte insbesondere durch eine Behandlung mit Folat eine deutliche Reduktion der Endothelfunktionsstörung bei der experimentell-induzierten Hyperhomozysteinämie gesunder Probanden erreicht werden, wobei die Homozystein-Plasmaspiegel durch Folat erstaunlicherweise nicht beeinflußt wurden (16). Der akute Effekt von Folat kann nicht durch eine Senkung der Homozysteinspiegel erklärt werden. Neben einem möglichen antioxidativen Effekt von Folat könnte eine vermehrte Synthese von Tetrahydrobiopterin, eines wichtigen Kofaktors der endothelialen NO-Synthase, einen möglichen Mechanismus darstellen, der zur Verbesserung der Endothelfunktion durch Folat beiträgt (17).

Bei Patienten mit koronarer Herzerkrankung und Hyperhomozysteinämie wurde nach einer chronischen Behandlung (6 Monate) mit Folat eine deutliche Verbesserung der koronaren Endothel-abhängigen Vasodilatation beobachtet (17a).

Über die Bedeutung von Homozystein für die Entwicklung und Progression arterieller Gefäßerkrankungen beim Menschen werden eine Reihe von derzeit laufenden klinischen Studien (u.a. SEARCH) in Europa und den USA Aufschluß geben, die unter anderem den Stellenwert einer Therapie mit Folat und Vitaminen für die primäre und sekundäre Prävention arterieller Gefäßerkrankungen untersuchen (3, 18,19). Die Verbesserung der Endothelfunktion durch eine solche Behandlung könnte dabei eine wichtige Rolle für den möglichen antiatherosklerotischen Effekt spielen.

11.4. Literatur

1. *McCully KS.* Vascular pathology of homocyst(e)inemia: implications for the development of atherosclerosis. Am J Pathol 1969; 56:111-128

2. *Bostom AG, Selhub J.* Homocysteine and arteriosclerosis – subclinical and clinical disease associations. Circulation 1999; 99:2361-2363

3. *Hankey GJ, Eikelboom JW.* Homocystein and vascular disease. Lancet 1999; 354:407-413

4. *Welch GN, Loscalzo J.* Homocysteine and atherothrombosis. New Engl J Med 1998; 338:1042-1050

5. *Celermajer DS, Sorensen K, Ryalls M, Robinson J, Thomas O, Leonard JV, Deanfield JE.* Impaired endothelial function occurs in the systemic arteries of children with homozygous homocystinuria but not in their heterozygous parents. J Am Coll Cardiol 1993; 22:854-858

6. *Lentz SR, Sobey CG, Piegors DJ, Bhopatkar MY, Faraci FM, Malinow MR, Heistad DD.* Vascular dysfunction in monkeys with diet-induced hyperhomocyst(e)inemia. J Clin Invest 1996;98:24-29

7. *Tawakol A, Omland T, Gerhard M, Wu JT, Creager MA.* Hyperhomocyst(e)inemia is associated with impaired endothelium-dependent vasodilation in humans. Circulation 1997; 95: 1119-1121

8. *Woo KS, Chook P, Lolin YI, Cheung ASP, Chan LT, Sun YY, Sanderson JE, Metreweli C, Celermajer DS.* Hyperhomocyst(e)inemia is a risk factor for arterial endothelial dysfunction in humans. Circulation 1997;96: 2542-2544

9. *Bellamy MF, McDowell IFW, Ramsey MW, Brownlee M, Bones C, Newcombe RG, Lewis MJ.* Hyperhomocysteinemia after an oral methionine load acutely impairs endothelial function in healthy adults. Circulation 1998; 98:1848-1852

10. *Chambers JC, McGregor A, Jean-Marie J, Obeid OA, Kooner JS.* Demonstration of rapid onset vascular endothelial dysfunction after hyperhomocysteinemia – an effect reversible with vitamin C therapy. Circulation 1999; 99:1156-1160

11. *Kanani PM, Sinkey CA, Browning RL, Allaman M, Knapp HR, Haynes WG.* Role of oxidant stress in endo-

thelial dysfunction produced by experimental hyperhomocyst(e)inemia in humans. Circulation 1999;100: 1161-1168

12. *Starkebaum G, Harlan JM.* Endothelial cell injury due to copper-catalyzed hydrogen peroxide generation from homocysteine. J Clin Invest 1986; 77: 1370-1376

13. *Loscalzo J.* The oxidant stress of hyperhomocyst(e)inemia. J Clin Invest 1996; 98: 5-7

14. *Upchurch GR Jr, Welch GN, Fabian AJ, Freedman JE, Johnson JL, Keaney JF, Loscalzo J.* Homocyst(e)ine decreases bioavailable nitric oxide by a mechanism involving glutathione peroxidase. J Biol Chem 1997;272: 17012-17017

14a. *Weiss N, Zhang YY, Heydrick S, Bierl C, Loscalzo J.* Overexpression of cellular glutathione peroxidase rescues homocyst(e)ine-induced endothelial dysfunction. Proc Natl Acad Sci U S A 2001; 98: 12503-8

15. *Voutilainen S, Morrow JD, Roberts LJ, Alfthan G, Alho H, Nyyssonen K, Salonen JT.* Enhanced in vivo lipid peroxidation at elevated plasma total homocysteine levels. Arterioscler Thromb Vasc Biol 1999;19:1263-1266

16. *Usui M, Matsuoka H, Miyazaki H, Ueda S, Okuda S, Imaizumi T.* Endothelial dysfunction by acute hyperhomocyst(e)inaemia: restoration by folic acid. Clin Science 1999;96:235-239

17. *Kaufmann S.* Some metabolic relationships between biopterin and folate: implications for the "mehyl trap hypothesis". Neurochem Res 1991; 16:1031-1036

17a. *Willems FF, Aengevaeren WR, Boers GH, Blom HJ, Verheugt FW.* Coronary endothelial function in hyperhomocysteinemia: improvement after treatment with folic acid and cobalamin in patients with coronary artery disease. J Am Coll Cardiol 2002; 40:766-72

18. *Clarke R, Collins R.* Can dietary supplements with folic acid or vitamin B6 reduce cardiovascular risk? Design of clinical trials to test the homocysteine hypothesis of vascular disease. J Cardiovasc Risk 1998;5:249-255

19. *Malinow MR, Bostom AG, Krauss RM.* Homocyst(e)ine, diet, and cardiovascular disease: a statement for healthcare professionals from the Nutrition Committee; American Heart Association. Circulation 1999; 99:178-182

Syndrom X

12. Syndrom X

12.1. Angina pectoris und normale Koronararterien

Bei ca. 10 %-20 % der Patienten (abhängig vom Patientengut), bei denen eine Koronarangiographie zur Bewertung ihrer Brustschmerzen durchgeführt wird, werden angiographisch normale Koronararterien beobachtet (1). Die Mehrzahl dieser Patienten dürfte atypische Brustschmerzen ohne ST-Veränderungen bei Belastung zu haben. In dieser Untergruppe von Patienten erscheint eine myokardiale Ischämie als Ursache für die Brustschmerzen unwahrscheinlich. Dagegen ist für die Gruppe von Patienten mit typischen Brustschmerzen und belastungsabhängiger ST-Depression eine kardiale Ursache nicht ausgeschlossen.

> Dieses sog. Syndrom X oder "small vessel disease" kann als eine koronare mikrovaskuläre Dysfunktion mit Auftreten einer kardialen Ischämie angesehen werden.

Obwohl das Syndrom X von einigen Forschern durch

- Brustschmerzen
- Ischämie mit reduzierter koronarer Flußreserve

jedoch ohne

- Depression der Leistung des linken Ventrikels oder
- eine verringerte Überlebenschance

charakterisiert wird, ist die Definition kontrovers. Basierend auf dem klinischen Spektrum enthält das Syndrom X einige pathophysiologische Krankheitssymptome mit dem **gemeinsamen Merkmal der Angina pectoris bei gesunden Koronararterien**.

> Trotz angiographisch normaler Koronararterien wird angenommen, daß Brustschmerzen und ST-Depressionen bei Belastung bei Patienten mit Syndrom X eine myokardiale Ischämie anzeigen.

Zahlreiche Studien der letzten 2 Jahrzehnte haben dokumentiert, daß ein großer Teil dieser Patienten begrenzte Steigerung des Koronarblutflusses gegenüber stimulierenden Medikamenten oder Stress zeigen (2). Jüngere Kontrast-Kardio-MRT Untersuchungen unterstützen dieses Konzept und weisen auf eine subendokardiale Ischämie bei Patienten mit Syndrom X nach Gabe von Flußstimulierenden Substanzen hin (2a). *Maseri* geht von der Hypothese aus, daß Patienten mit dem Syndrom X eine **ungleichmäßige Verteilung und abnormale Konstriktion der Präarteriolen** aufweisen, die nicht verbunden sind mit metabolischer Flußregulation (3). Diese Hypothese könnte das weite Spektrum der klinischen Erscheinungen der Patienten mit Syndrom X erklären. Die Tatsache, daß eine große Zahl von Präarteriolen betroffen ist, kann auch die Erklärung für die reduzierte koronare Flußreserve und myokardiale Ischämie sein, die bei diesen Patienten mit der distalen Abgabe von Adenosin an die konstriktiven Arteriolen verbunden ist. Dies kann dann die Ursache sein für die Angina pectoris-Beschwerden ohne Ischämie und ohne erkennbare Reduktion der totalen koronaren Flußreserve. Vorstellbar ist auch, daß Insulin-Resistenz, nicht identifizierte kardiomyopathische Prozesse oder eine systemische Dysfunktion der glatten Muskulatur sowohl die mikrovaskuläre Funktion als auch die Schmerzwahrnehmung beeinflussen können. Zahlreiche Studien haben Patientengruppen mit mikrovaskulärer Dysfunktion untersucht, wobei die Definition des Patientenguts zwischen den einzelnen Forschern variiert. Eine Reihe von Untersuchungen spricht dafür, daß die endotheliale Dysfunktion der koronaren Mikrozirkulation für den abnormen koronaren Gefäßwiderstand und auch für die myokardiale Ischämie und Angina-pectoris-Beschwerden mit verantwortlich sein kann. So konnte gezeigt werden, daß die Endothel-abhängige Erweiterung der Koronararterien bei Patienten mit Angina pectoris-ähnlichen Beschwerden und normalen Koronararterien beeinträchtigt ist und diese auch zur veränderten Regulation der myokardialen Perfusion beitragen kann (4). **Die endotheliale Dysfunktion der koronaren Mikrozirkulation** (definiert als Beeinträchtigung der Durchblutung als Reaktion auf Acetylcholin, aber nicht auf Dipyridamol) **ist allerdings nur bei einem Teil der Patienten mit Angina pectoris und unauffälligen Koronararterien nachzuweisen** (5). Zum Teil ist sowohl die koronare

Flußreserve durch Acetylcholin und Dipyridamole beeinträchtigt, was auf eine abnormale glatte Muskulatur hinweist.

Aufgrund einer signifikanten Korrelation zwischen der Veränderung des Koronarwiderstandes durch Acetylcholin und der Veränderung durch atrial pacing wurde deshalb angenommen, daß die mikrovaskuläre Dysfunktion der koronaren Mikrovaskulatur zur reduzierten Koronar-Reserve bei atrial pacing und angialen Brustschmerzen bei diesen Patienten beiträgt (6). Nichtsdestotrotz zeigten einige Patienten mit Brustschmerzen und normalen Koronararterien einen völlig normalen Abfall des Koronarwiderstandes während der Acetylcholin-Infusion.

> Insgesamt scheint es wahrscheinlich, daß eine endotheliale Dysfunktion bei Patienten mit Brustschmerzen und normalen Koronararterien durchaus vorkommen kann, jedoch nur bei einer Untergruppe mit diesem Syndrom. Es ist deshalb wichtig, den Nachweis zu führen, daß die endotheliale Dysfunktion die eigentliche Krankheit ist und nicht die gleichfalls vorhandene Anomalie.

Bei einigen Patienten mit Brustschmerzen und normalen Koronararterien wurden diffuse Vasokonstriktionen sowohl der epikardialen Koronararterien als auch des Koronarwiderstandes beobachtet, z.B. als Antwort auf eine Hyperventilation (7). Bei Patienten mit dem Syndrom X (positive Belastungstests, reversible regionale Anomalie bei Thallium- bzw. Technetium-Scan und reduzierter koronarer Flußreserve während cardiac pacing) können durch die Einbeziehung von Patienten mit Brustschmerzen in Ruhe solche Patienten identifiziert werden, die möglicherweise eine Hyperreaktivität der epikardialen Koronararterien aufweisen. Frühere Untersuchungen haben abnormale Reaktionen der Koronarvasomotoren während Belastung bei Patienten mit normalen Koronararterien und reduzierter koronarer Flußreserve gezeigt. Dies deutet vielleicht darauf hin, daß Patienten mit diesem Krankheitsbild eine distale koronare Vasokonstriktion erfahren haben, die durch abnormalen neurohumoralen Tonus hervorgerufen wurde.

Die Beeinträchtigung der Endothel-abhängigen Dilatation der epikardialen Koronararterien bei einer kleinen Gruppe von Patienten konnte zur Entwicklung der myokardialen Ischämie und Angina beitragen. So wurde beobachtet, daß Acetylcholin eine dosis-abhängige Vasokonstriktion des RIVA bei Patienten mit typischen Brustschmerzen und normalen Koronararterien auslöst (8). Im Gegensatz dazu führt Acetylcholin zu einer leichten koronaren Vasodilatation bei Patienten mit atypischen Brustschmerzen. Diese Beobachtungen weisen darauf hin, daß die endotheliale Dysfunktion an der Pathogenese dieser Funktionsstörung beteiligt sein kann.

Das Vorkommen von Brustschmerzen bei normalen Koronararterien ist häufiger bei Frauen, insbesondere bei Frauen mit Hysterektomie. Angina pectoris-Symptome können oft gemildert und hyperämische Reaktionen (gemessen im Mittelfinger) durch die **Östrogen-Therapie** vermutlich gesteigert werden. Auf der Grundlage dieser Untersuchungen unterstellen Sarrel et al. (9), daß ein **Mangel an Estradiol** pathophysiologische Veränderungen hervorrufen kann, die zu Angina-Symptomen bei Frauen mit der Diagnose des Syndrom X beitragen.

> Zweifellos wird durch Östrogen die endotheliale Funktion günstig beeinflußt, obwohl über die grundlegenden Mechanismen noch keine Einigkeit besteht und dies sowohl auf Endothel-abhängigen als auch auf unabhängigen Mechanismen beruhen dürfte (10).

Die Gabe von pharmakologischen und physiologischen Mengen von Östrogen bei Frauen nach der Menopause erhöht die Endothel-abhängige Vasodilatation sowohl der größeren Arterien als auch des mikrovaskulären Gefäßwiderstandes (11, 12). Die begünstigende Wirkung des Östrogens auf die Endothelfunktion hat zu Spekulationen Anlaß gegeben, daß die Bewahrung der Endothelfunktion (Verfügbarkeit von NO) einen vorbeugenden Effekt im Hinblick auf die Entwicklung der Koronarkrankheit auch bei Frauen vor der Menopause hat. Interessanterweise wurde eine begünstigende Wirkung von Östrogen bei durch Belastung hervorgerufener myokardialer Ischämie bei Frauen mit Koronarer Herzkrankheit beschrieben. Es ist denkbar, daß eine verbesserte Endothelfunktion zur klinischen Verbesserung bei diesen Frauen in der Menopause beigetragen hat, zumal bekannt ist, daß

Östrogene die Endothelfunktion im Unterarm und die koronare Durchblutung der Frauen nach der Menopause verbessern.

12.2. Klinische Relevanz

Man sollte nicht vergessen, daß Acetylcholin wahrscheinlich lediglich ein diagnostisches Instrument ist und wohl keine eigene pathophysiologische Rolle spielt. Vrints et al. unterstellen, daß die Endothelfunktion, festgestellt durch Acetylcholin, zu einer Hemmung des Fluß-abhängigen Dilatation führt oder eine erhöhte Reaktion der Vasokonstriktion nicht länger durch Endothel-abhängige Dilatation behindert wird. Diese Vermutung ist wohl nicht generell zutreffend. Obwohl unsere früheren Untersuchungen eine beeinträchtigte Fluß-abhängige Dilatation bei Patienten mit Atherosklerose gezeigt haben, war die Fluß-abhängige Dilatation nicht vollständig erloschen. Die Fluß-abhängige Dilatation als Reaktion auf maximale Steigerungen beträgt im Durchschnitt 10-12 %. Deshalb muß eine leicht beeinträchtigte Fluß-abhängige Dilatation den koronaren Fluß nicht in größerem Umfang begrenzen. Darüber hinaus ist die Fluß-abhängige Dilatation bei Patienten mit Hypercholesterinämie und angiographisch normalen Koronararterien nicht signifikant beeinträchtigt trotz starker Vasokonstriktion als Reaktion auf Acetylcholin. Nicht alle Hypercholesterinämie-Patienten erleiden typische Brustschmerzen bei ACh-induzierter Vasokonstriktion der epikardialen Koronararterie. Hingegen weisen experimentelle Studien darauf hin, daß die Endothel-vermittelte Fluß-abhängige Dilatation eine wichtige Rolle in der koronaren Mikrozirkulation spielt, wo NO die Verteilung des Flusses koordiniert.

Wie aber kann die endotheliale Dysfunktion der koronaren Mikrozirkulation die Pathophysiologie des Syndrom X beeinflussen?

Die beeinträchtigte Fluß-abhängige Dilatation beeinflußt den Anstieg und eine adäquate Verteilung des Flusses während erhöhter metabolischer Dilatation der kleinen Gefäße. Darüber hinaus rufen Vasokonstriktoren wie z.B. ein erhöhter Level von Katecholaminen, in Abwesenheit von NO eine arterielle Vasokonstriktion hervor.

Während sympathischer Stimulation mit cold pressure test kommt es bei Patienten mit endothelialer Dysfunktion zu einem erhöhten Koronarwiderstand trotz erhöhter metabolischer Beanspruchung. Im Gegensatz dazu sinkt der Koronarwiderstand, wie erwartet, bei den Kontrollpersonen mit normaler Endothelfunktion der koronaren Mikrozirkulation während des cold pressure test.

> Diese Daten stützen die Annahme, daß die Endotheldysfunktion der koronaren Mikrozirkulation tatsächlich zur Pathophysiologie von Patienten mit Angina pectoris und angiographisch normalen Koronararterien beiträgt, hervorgerufen durch eine belastungsabhängige Vasokonstriktion des Gefäßwiderstandes der kleinen Gefäße.

Dennoch erscheint es unwahrscheinlich, daß solch eine Anomalie der Grund ist für die klinischen Symptome aller Patienten mit Syndrom X.

Weil typische Brustschmerzen lediglich in einer Untergruppe unserer Patienten mit Hypercholesterinämie und Endotheldysfunktion der koronaren Mikrozirkulation beobachtet worden waren, könnte es sein, daß die Endotheldysfunktion einher gehen muß mit einer noch unbekannten Abnormität (z.B. abnormaler viszerale Schmerzwahrnehmung), um Angina bei diesen Patienten hervorzurufen (13). Die begünstigende Wirkung von Imipramin, eines wirksamen Mittels zur Bekämpfung chronischer Schmerzsymptome, bei Patienten mit Brustschmerz und normalen Koronararterien, unterstützt die Annahme, daß ein unabhängiger viszeraler Schmerz oder abnormale kardiale Schmerzwahrnehmung bei myokardialer Ischämie bei diesen Patienten vorhanden sein mag (14).

Trotzdem muß festgehalten werden, daß eine koronare Endotheldysfunktion bei einem Teil dieser Patienten ursächlich an den klinischen Symptomatik beteiligt sein dürfte, zumal die Acetylcholinbedingte Vasokonstriktion eine signifikante Reduktion der Koronarperfusion in diesem Versorgungsbereich auslösen kann und auch unter Alltagsbedingungen dann im gleichen Gebiet mit PET nachweisbar ist (15). Die unterschiedlichen Ergebnisse der Literatur dürften sich dadurch erklären, daß unterschiedliche Patienten (immer nur kleine Kollektive) untersucht wurden. Das Vorliegen einer endothelialen Dysfunktion bei einem Teil der Patienten mit Syndrom X wird dadurch belegt, daß

12.2. Klinische Relevanz

bei diesen Patienten auch eine reduzierte periphere Endothel-abhängige Dilatation beschrieben wurde (16, 17). Diese Beobachtungen stützen die These, daß zumindest bei einem Teil der Patienten eine systemische Endotheldysfunktion vorliegen dürfte. Auch die Beobachtung, daß eine erhöhte Endothelin-Konzentration bei Syndrom X berichtet wurden, unterstützt die These einer systemischen Endothelschädigung (*18*), zumal es Interaktionen zwischen Endothelin und NO gibt, dergestalt, daß eine hohe NO-Verfügbarkeit die Expression und Freisetzung von Endothelin hemmt.

Die therapeutischen Konsequenzen aus diesen Erkenntnissen sind zum jetzigen Zeitpunkt noch nicht in kontrollierten Studien untersucht, abgesehen von Frauen in der Menopause, bei denen eine Östrogen-Substitutionstherapie eine sinnvolle Therapieoption darstellt. Wie bereits oben beschrieben, ist das Patientengut insgesamt sehr heterogen, und dies macht kontrollierte Studien schwierig.

> In Anlehnung an die positiven Ergebnisse der ACE-Hemmer bei koronarer Herzkrankheit kann diese Intervention auch bei Syndrom X versucht werden.

Wir haben in einigen wenigen Fällen eine eindrucksvolle Verbesserung (fast Normalisierung) der koronaren Perfusionsreserve in PET und der klinischen Symptome beobachten können unter hochdosierter ACE-Hemmer-Therapie (☞ Abb. 12.1). Der Effekt tritt erst langsam im Verlauf nach 2 bis 3 Monaten ein, bei ausbleibendem klinischen Erfolg nach 3 bis 4 Monaten ist eine Fortsetzung der ACE-Therapie wenig aussichtsreich. Ansonsten können Ca-Antagonisten vom Typ Verapamil eingesetzt werden, die natürlich unspezifisch, z.T. wohl aber auch endothelabhängig die Mikrozirkulation positiv beeinflussen. Bei Patienten mit erhöhtem LDL-Cholesterin-Plasmaspiegel ist eine stringente Senkung des LDL zu empfehlen (Ziel: LDL < 100mg %) (19). Die Prognose scheint bei Patienten mit Syndrom X günstig zu sein. In einer Untersuchung von Kaski et al. wurde bei 99 Patienten mit Syndrom X über einen Beobachtungszeit-

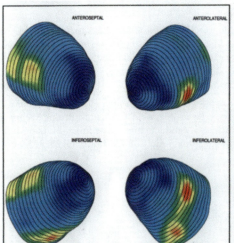
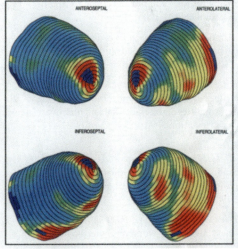
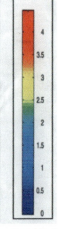

Abb. 12.1: Myokardperfusion in verschiedenen Ebenen gemessen mit PET und Adenosin **links vor** und **rechts 5 Monate nach hochdosierter ACE-Hemmer-Therapie mit Quinapril (80 mg)**. Man erkennt, daß nach 5monatiger Therapie große Areale des Myokards nunmehr gelb und zum Teil rot angefärbt sind entsprechend einer nun erheblich verbesserten Myokardperfusion. Insgesamt ist bei diesem Patienten auffällig, daß vor der Therapie doch eine erheblich eingeschränkte Koronarreserve besteht. Im Koronarangiogramm war durch Adenosin nur eine sehr geringgradige Flußsteigerung zu erzielen, was auf eine schwerwiegende Mikrozirkulationsstörung hinweist. Dieser Befund hatte sich im Laufe von 5 Monaten mit hochdosierter ACE-Hemmer-Therapie deutlich gebessert, und auch die klinische Symptomatik mit erheblicher Angina pectoris bei mäßiger körperlicher Belastung war erheblich rückläufig nach 5monatiger Therapie. Die epikardialen Koronararterien des Patienten zeigten keine Stenosen.

raum von 7 Jahren kein Myokardinfarkt oder Todesfall und keine Verschlechterung der LV-Funktion beobachtet (20).

12.3. Literatur

1. *Chambers J, Bass C*: Chest pain with normal coronary anatomy: A review of natural history and possible etiology factors. Prog Cardiovasc Dis 33:161-184, 1990

2. *Cannon RO III*: Syndrome X "What`s in a name?" Circulation 80:1009-1011, 1989

2a. *Panting JR, Gatehouse PD, Yang GZ, Grothues F, Firmin DN, Collins P, Pennell DJ*. Abnormal subendocardial perfusion in cardiac syndrome X detected by cardiovascular magnetic resonance imaging. N Engl J Med 2002; 346: 1948-53

3. *Maseri A, Crea F, Kaski JC et al*: Mechanisms of angina pectoris in syndrome X. J Am Coll Cardiol 17:499-506, 1991

4. *Egashira K, Inou T, Hirooka Y et al*: Evidence of impaired endothelium-dependent coronary vasodilation in patients with angina pectoris and normal coronary angiograms. N Engl J Med 328:1659-1664, 1993

5. *Motz W, Vogt M, Rabenau O et al*: Evidence of endothelial dysfunction in coronary resistance vessels in patients with angina pectoris and normal coronary angiograms. Am J Cardiol 68:996-1003, 1991

6. *Quyyumi AA, Cannon RO, Panza JA et al*: Endothelial dysfunction in patients with chest pain and normal coronary arteries. Circulation 86:1864-1871, 1992

7. *Bugiardini R, Pozzati A, Ottani F et al*: Vasotonic angina: A spectrum of ischemic syndromes involving functional abnormalities of the epicardial and microvascular coronary circulation. J Am Coll Cardiol 22:417-425, 1993

8. *Vrints CJ, Bult H, Hitter E et al*: Impaired endothelium-dependent cholinergic coronary vasodilation in patients with angina and normal coronary arteriograms. J Am Coll Cardiol 19:21-31, 1992

9. *Sarrel PM, Lindsay D, Rosano GMC et al*: Angina and normal coronary arteries in women: Gynecologic findings. Am J Obstet Gynecol 167:467-472, 1992

10. *Roque M, Heras M, Roig E et al*: Short-term effects of transdermal estrogen replacement therapy on coronary vascular reactivity in postmenopausal women with angina pectoris and normal results on coronary angiograms. J Am Coll Cardiol 31(1):139-43, 1998

11. *Reis SE, Gloth ST, Blumenthal RS et al*: Ethinyl estradiol acutely attenuates abnormal coronary vasomotor responses to acetylcholine in postmenopausal woman. Circulation 89:52-60, 1994

12. *Gilligan DM, Quyyumi AA, Cannon RO III*: Effects of physiological levels of estrogen on coronary vasomotor function in postmenopausal woman. Circulation 89:2545-2551, 1994

13. *Chauhan A, Mullins PA, Thuraisingham SI et al*: Abnormal cardiac pain perception in syndrome X. J Am Coll Cardiol 24:329-335, 1994

14. *Cannon RO III, Quyyumi AA, Mincemoyer R et al*: Imipramine in patients with chest pain despite normal coronary angiograms. N Engl J Med 330:1411-1417, 1994

15. *Lerman A, Burnett JC Jr., Higano ST, McKinley LJ, Holmes DR Jr*: Long-term L-arginine supplementation improves small-vessel coronary endothelial function in humans. Circulation 97(21):2123-8, 1998

16. *Lekakis JP, Papmichael CM, Vemmos CN et al*: Peripheral vascular endothelial dysfunction in patients with angina pectoris and normal coronary arteriograms. J Am Coll Cardiol 31(3):541-6, 1998

17. *Bellamy MF, Goodfellow J, Tweddel AC et al*: Syndrome X and endothelial dysfunction. Cardiovasc Res 40(2):410-7, 1998

18. *Cox ID, Botker HE, Bagger JP et al*: Elevated endothelin concentrations are associated with reduced coronary vasomotor responses in patients with chest pain and normal coronary arteriograms. J Am Coll Cardiol 34(2):455-460, 1999

19. *Mansur AP, Serrano CV Jr., Nicolau JC, Cesar LA, Ramires JA*: Effects of cholesterol lowering treatment on positive exercise tests in patients with hypercholesterolaemia and normal coronary angiograms. Heart 1999;82:689-93

20. *Kaski JC, Rosano GM, Collins P, Nihoyannopoulos P, Maseri A, Poole-Wilson PA*. Cardiac syndrome X: clinical characteristics and left ventricular function. Long-term follow-up study. J Am Coll Cardiol 1995; 25: 807-14

Chronische Herzinsuffizienz

13. Chronische Herzinsuffizienz

13.1. Grundlagen

Kennzeichnend für Patienten mit chronischer Herzinsuffizienz sind u.a. eine periphere Vasokonstriktion und eine reduzierte vasodilatorische Reaktion der peripheren Widerstandsgefäße bei Belastung, verbunden mit einer verminderten körperlichen Belastbarkeit. Diese reduzierte periphere Vasodilatation wurde in den 70er und 80er Jahren auf kompensatorische Mechanismen und neurohumorale Faktoren zurückgeführt. Da das Endothel eine wichtige Rolle bei der Regulation des Gefäßtonus spielt, war es naheliegend zu prüfen, ob und inwieweit eine gestörte Endothelfunktion bei chronischer Herzinsuffizienz vorliegt und möglicherweise zur peripheren Vasokonstriktion beiträgt.

Das Endothel setzt NO frei als Reaktion auf eine Reihe von **Stimulantien** einschließlich erhöhter Scherkraft durch erhöhten Blutfluß (1, 2) oder Rezeptor Stimulation (3, 4) wie z.B. Muskarin- oder Bradykinin-B2-Rezeptoren. NO stimuliert die Guanylat-Zyklase zur Bildung des zyklischen Guanosin-Monophosphat (cGMP). Unter der Annahme, daß eine herabgesetzte Vasodilatator-Reaktion auf Acetylcholin eine endotheliale Dysfunktion widerspiegelt (4, 5), wurden Nachweise für eine beeinträchtigte Endothel-abhängige Vasodilatation in der Mikrozirkulation des Myokards (6), im Bein (7) und im Unterarm (8, 9, 10, 11) bei Patienten mit chronischer Herzinsuffizienz gefunden (☞ Abb. 13.1).

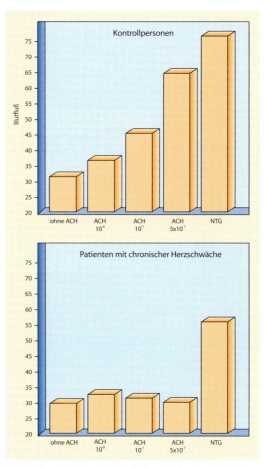

Abb. 13.1: Unterarm-Blutfluß nach ansteigenden Dosen von Acetylcholin (Ach) und Nitroglycerin (NTG; Infusion in die A. brachialis) bei Kontrollpersonen und Patienten mit schwerer Herzinsuffizienz.

> Diese Daten belegten die Annahme, daß die Beeinträchtigung der Endothel-abhängigen NO-vermittelten Vasodilatator-Funktion ein generelles Phänomen bei Patienten mit chronischer Herzinsuffizienz darstellt.

Die herabgesetzte periphere Vasodilatator-Kapazität dürfte für die reduzierte Gewebe-Perfusion bei physischer Belastung eine Rolle spielen. Die Störung der mikrovaskulären Dilatation im koronaren Kreislauf könnte zur Entwicklung von myokardialer Ischämie und konsekutiver Schädigung des Myokards bei der chronischen Herzinsuffizienz beitragen.

Die o.g. Studien untersuchten zwar die Endothelabhängige Vasodilation nach Stimulation, ließen jedoch die Bedeutung von NO bei der Aufrechterhaltung des basalen vaskulären Tonus außer acht. Die regionale Infusion von N-monomethyl-L-Arginin (L-NMMA), einem selektiven Hemmer der NO-Synthese (NOS), kann benutzt werden, um die Bedeutung des endothel-abgeleiteten NO für die Regulation des basalen Gefäßtonus zu erfassen (12). Mit Hilfe von Infusionen von L-NMMA in die Armarterien wurde gezeigt, daß die Widerstandsgefäße von Patienten mit schwerer chronischer Herzinsuffizienz eine verstärkte Vasokonstriktion auf L-NMMA haben. Daraus wurde gefolgert, daß - im Gegensatz zu der stimulierten NO-abhängigen Vasodilatation - der Anteil des NO am basalen Tonus in den Widerstandsgefäßen des Unterarms von Patienten mit ernster chronischer Herzinsuffizienz erhalten oder ev. sogar erhöht sein kann (10). Dementsprechend finden sich im peripheren Blut erhöhte Konzentrationen von Nitrat, einem Produkt des NO-Metabolismus (bei Herzinsuffizienz nachgewiesen) (13,14). Allerdings scheint diese erhöhte NO-Produktion stadienabhängig zu sein, da sie bei leichteren Stadien der Herzinsuffizienz nicht beobachtet wurde. Vielmehr wurde bei mittelgradiger Herzinsuffizienz eine verminderte basale NO-Freisetzung in peripheren Widerstandsgefäßen beobachtet (15). Auch in der Koronarzirkulation scheint die basale Freisetzung von NO bei kompensierter Hypertrophie und mäßiggradiger Herzinsuffizienz vermindert zu sein (16,17).

Nicht nur die peripheren Widerstandsgefäße, sondern auch die Leitungsgefäße zeigen bei Herzinsuffizienz eine verminderte Endothel-vermittelte Vasodilatation, genauer gesagt eine verminderte NO-Verfügbarkeit nach Blutflußsteigerung. Es konnte gezeigt werden, daß die Fluß-abhängige Vasodilatation der radialen Arterien bei Patienten mit chronischer Herzinsuffizienz signifikant vermindert ist (2, ☞ Abb. 13.2).

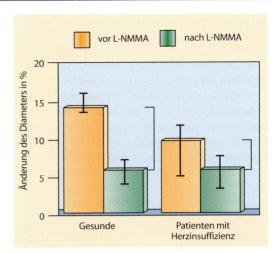

Abb. 13.2: Änderung des Diameters während der reaktiven Hyperämie nach 8 min Unterarm-Okklusion (flußabhängige Dilatation) bei gesunden Individuen und Patienten mit chronischer Herzinsuffizienz vor und nach L-NMMA (Hemmung der NO-Synthese und -Freisetzung). Der durch L-NMMA hemmbare Anteil der flußabhängige Dilatation ist bei Herzinsuffizienz erheblich verringert (☞ eckige Klammern).

Die Beeinträchtigung ist bei Patienten mit dilatierter oder ischämischer Kardiomyopathie vergleichbar groß. Dabei ist die basale Freisetzung von NO an Leitungsgefäßen nicht verändert. Da die peripheren Leitungsgefäße mehr sind als nur passive Leitungsgefäße, ist es denkbar, daß diese Beeinträchtigung der Fluß-vermittelten Vasodilatation bei Belastung auch zu einer gesteigerten Behinderung der linksventrikulären Auswurffraktion führen kann.

13.2. Mechanismen der endothelialen Dysfunktion bei Herzinsuffizienz

Die endotheliale Dysfunktion bei Herzinsuffizienz ist ein fortschreitender, zeitabhängiger Prozess, der wahrscheinlich in den frühen Stadien der Herzinsuffizienz nur eine geringe Rolle spielt. Experimentell konnte gezeigt werden, daß kurz nach Myokardinfarkt die Endothel-vermittelte Vasodilatation noch erhalten ist, während nach 4 und 16 Wochen eine reduzierte Vasodilatation auf Acetylcholin eine Abnahme der Endothel-vermittelten Dilatation anzeigte (*18*).

Die reduzierte Endothel-abhängige NO-vermittelte Vasodilation auf Acetylcholin kann u.a. auf einer reduzierten Expression und Aktivität der endothelialen NO-Synthase beruhen, des Enzyms, das NO aus L-Arginin produziert. Dies konnte zumindest experimentell im Herzinsuffizienz-Modell (beim Hund) nachgewiesen werden (19). Diese Reduzierung der eNOS-Expression/-Aktivität ist begleitet von einer vergleichbaren Reduzierung der endothelialen Cyclooxygenase-1 bei herzkranken Hunden (19). Darüber hinaus scheint die NO-Produktion der kardialen Mikrogefäße von Patienten mit Herzinsuffizienz im Endstadium sowie die Genexpression des endothelialen NOS (eNOS) beim kranken Herzen reduziert zu sein (20, 21).

> Diese Befunde sprechen dafür, daß die endotheliale Verfügbarkeit von NO bei Patienten mit chronischer Herzinsuffizienz reduziert ist, möglicherweise durch die reduzierte Genexpression des vaskulären eNOS.

In Übereinstimmung mit dieser Hypothese konnte eine **reduzierte Freisetzung von NO** als Reaktion auf den Rezeptor oder Fluß-stimulierte Bedingungen bei Patienten mit chronischer Herzinsuffizienz festgestellt werden (2, 8, 9, 10).

Die Zytokin-Spiegel, insbesondere der Tumor-Nekrose-Faktor α (TNF-α), sind bei schwerer Herzinsuffizienz erhöht (15) und stellen wahrscheinlich einen weiteren Mechanismus dar, der zu einer beeinträchtigten Endothel-vermittelten Vasodilatation führt (22). Experimentelle Nachweise zeigen, daß TNF-α die stimulierte Freisetzung von NO hemmen kann (23) und zusätzlich die Stabilität des eNOS mRNA beeinträchtigen kann, indem es die Halbwertzeit der NOS III mRNA verkürzt. TNF-α erhöht auch die Produktion der Superoxid-Anionen, die wiederum die Halbwertzeit von NO vermindern (24). Das im Plasma erhöhte TNFα könnte auch zur Apoptose von Endothelzellen führen (25).

> Eine Reihe von Beobachtungen spricht somit dafür, daß TNF-α bei Patienten mit schwerer chronischer Herzinsuffizienz zur Endotheldysfunktion führt.

Ein anderer Mechanismus, der eine Rolle bei der Entwicklung der Endotheldysfunktion bei der chronischen Herzinsuffizienz spielt, ist die verstärkte Inaktivierung von NO. Es wurde kürzlich gezeigt, daß die Produktion von freien Sauerstoffradikalen bei chronischer Herzinsuffizienz erhöht ist (26). Dies ließ vermuten, daß eine verstärkte Degradation von NO durch Radikale zu einer Endotheldysfunktion bei Patienten mit Herzinsuffizienz führt. Beobachtungen aus unserem Labor deuten darauf hin, daß dieser Mechanismus *in vivo* relevant sein kann, denn mit Antioxidantien wie Vitamin C kann die Endothel-vermittelte Vasodilatation bei Patienten mit chronischer Herzinsuffizienz durch Erhöhung der NO-Verfügbarkeit annähernd normalisiert werden (27). Die grundlegenden Mechanismen, die zu erhöhter Produktion der freien Sauerstoffradikale bei der chronischen Herzinsuffizienz führen, sind noch nicht vollständig geklärt. Es gibt allerdings den experimentellen Nachweis, daß der Redox-Status der Gefäßwand durch Angiotensin II beeinflußt wird. Dies führt zu einer Erhöhung der Produktion der Superoxid-Anionen in glatten Gefäßmuskelzellen, die durch die unter anderem durch die Aktivierung des Enzyms NADH/NADPH-Oxidase produziert werden. (28). Weiterhin konnten wir kürzlich in einer Kooperation mit der Emory-Universität (USA) zeigen, daß bei Patienten mit Herzinsuffizienz die vaskuläre Aktivität der extrazellulären Superoxid Dismutase, des entscheidenden antioxidativen Enzymsystems der Gefäßwand, drastisch vermindert ist, während es gleichzeitig zu einer Zunahme der Endothel-gebundenen Aktivität der Xanthin-Oxidase, eines potenten Sauerstoffradikale produzierenden Enzymsystems, kommt (28a). Auf die Bedeutung der Endothel-gebundenen Xanthin-Oxidase für die Endotheldysfunktion bei der Herzinsuffizienz weisen ebenfalls jüngere Studien hin, die einen günstigen Effekt einer Behandlung mit dem Xanthin-Oxidase-Hemmstoff Allopurinol auf die Endothel-abhängige Vasodilatation bei Patienten mit Herzinsufffizienz zeigen konnten (28b,c).

Als weitere Quellen für eine erhöhte Radikalbildung bei chronischer Herzinsuffizienz kommen u.a. der Kardiomyozyt (29) und Leukozyten in Frage.

Auch eine Aktivierung des Angiotensin-Converting Enzyms (ACE) beeinflußt die Endothel-abhängige Vasodilatation. Das ACE ist identisch mit Kinase II, das für die Degradation des endogenen Bradykinin verantwortlich ist. Deshalb würde ein aktiviertes ACE nicht nur Angiotensin II erhöhen, sondern auch die Inaktivierung von Bradykinin verstärken. Bradykinin ist ein gefäßerweiterndes

Peptid, das seine gefäßerweiternden Merkmale über die endotheliale Freisetzung von NO (30), Prostazyklin (31) und den hyperpolarisierenden Faktor (EDHF) des Endothels zur Geltung bringt.

> Es ist bekannt, daß das Renin-Angiotensin-System bei Herzinsuffizienz aktiviert ist. Deshalb könnte die Aktivierung von ACE bei der Herzinsuffizienz mit einer reduzierten Bradykinin-vermittelten Freisetzung von NO, Prostazyklin und EDHF im Endothel verbunden sein.

ACE-Hemmer verbessern die Bradykinin-Verfügbarkeit. Darüber hinaus scheint eine spezifische Interaktion der ACE-Hemmer mit dem Bradykinin-Rezeptor zu bestehen (33). Interessanterweise kann der Bradykinin-B2-Rezeptor auch als inverser Rezeptor wirken (34). Dies könnte auch eine Rolle spielen bei der Intervention mit ACE-Hemmern. Bei der Benutzung eines spezifischen Bradykinin-Rezeptor-Antagonisten konnten wir kürzlich zeigen, daß diese bei der Regulation des vaskulären Tonus *in vivo* beteiligt sind (35). Diese Besserung war eindeutig auf die erhöhte Verfügbarkeit von NO zurückzuführen. Diese Beobachtung deckt sich mit den Ergebnissen experimenteller Studien. Während in diesen Untersuchungen nur die Akutwirkung bezüglich der Bradykinin-abhängigen Wirkungen der ACE-Hemmer auf die Endothelfunktion geprüft wurde, gibt es inzwischen auch Hinweise, daß ACE Hemmer auch bei chronischer Therapie die Endothel-abhängige Dilatation verbessern (36). Die günstige Wirkung der chronischen ACE-Hemmung auf die Endothel-abhängige Vasodilator-Funktion dürfte jedoch auch eine reduzierte Bildung von Superoxid-Anionen durch die NADPH-Oxidase und einen gesteigerten Abbau von Superoxid-Anionen durch die extrazelluläre Superoxid Dismutase (☞ Abb. 13.3) einschließen (36).

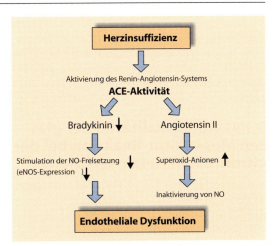

Abb. 13.3: Potentielle Mechanismen für die Veränderungen der Endothelfunktion durch das aktivierte Renin-Angiotensin-System.

Deshalb stellt die ACE-Hemmung in Anbetracht der spezifischen Pathophysiologie der Endothelfunktion bei der Herzinsuffizienz (z.B. Aktivierung von ACE, Angiotensin II-induzierte Radikalformation) ein vielversprechendes Konzept zur Verbesserung der beeinträchtigten Endothel-vermittelten Vasodilatation bei der chronischen Herzinsuffizienz dar.

13.3. L-Arginin bei chronischer Herzinsuffizienz

L-Arginin hat keinen oder nur einen geringen Effekt auf Endothel-abhängige Dilatation beim Gesunden; dagegen wurde bei Patienten mit Herzinsuffizienz festgestellt, daß z.B. L-Arginin einen erhöhten postischämischen Blutfluß zur Folge hat (37). Die Beobachtungen zu L-Arginin bei Patienten mit Herzinsuffizienz sind allerdings uneinheitlich (11, 37, 38). In einer Studie verbesserte orale Langzeittherapie mit L-Arginin den funktionalen Status (38) und die Lebensqualität, jedoch nicht in einer anderen Untersuchung (11). Obwohl der Mechanismus (bzw. die Mechanismen) über die L-Arginin wirkt, letztlich nicht geklärt ist, gibt es experimentelle Hinweise, daß asymmetrisches Dimethyl-L-Arginin (ADMA), ein Inhibitor der NO-Synthase, bei Herzinsuffizienz erhöht ist und durch die zusätzliche Gabe von L-Arginin *überspielt* wird (39). Unsere eigenen Beobachtungen deuten darauf hin, daß ADMA-Spiegel nur in einem Teil der herzinsuffizienten Patienten erhöht sind und in Abhängigkeit von der Höhe der Plasma ADMA-Spiegel die Endothelfunktion und körperliche Leistungsfähigkeit vermindert ist (40). Diese Beobachtungen sprechen für eine funktionelle Bedeutung von endogenen Inhibitoren der NO-Synthase.

13.4. Abnormalitäten der glatten Muskulatur-Reaktion bei der chronischen Herzinsuffizienz

Neben der beeinträchtigten Endothel-abhängigen Reaktion ist auch eine Veränderung der Reaktion der glatten Gefäßmuskulatur auf NO bei schwerer chronische Herzinsuffizienz beschrieben. NO stimuliert die Guanylat-Zyklase in den glatten Gefäßmuskel-Zellen und der daraus resultierende Anstieg im cGMP führt zur Vasodilatation. Es ist anzunehmen, daß eine verminderte Reaktion dieses Systems auf die NO-Stimulation auch auf die endotheliale Vasodilatator-Dysfunktion Auswirkungen hat. In dieser Hinsicht wurde eine reduzierte Vasodilatation auf Nitroglyzerin berichtet (41). Schließlich stimuliert Acetylcholin auch die Produktion der Endothel-abgeleiteten vasoaktiven Substanzen, die auf Cyclooxygenase-abhängigen Faktoren basieren (42-44), inklusive einer pathologischen Produktion der Cyclooxygenase-abhängigen Vasokonstriktor-Faktoren.

> Insgesamt scheint die beeinträchtigte endotheliale Funktion bei der chronischen Herzinsuffizienz von vielen Faktoren abhängig zu sein, einschließlich
> - der reduzierten Expression des eNOS (d.h. sekundär zum reduzierten Fluß und zur Scherkraft)
> - des L-Arginin-Substrat-Verhältnisses
> - des aktivierten Renin-Angiotensin-Systems und
> - einer verstärkten Degradation von NO, hervorgerufen durch freie Sauerstoffradikale (vgl. Abb. 13.4)

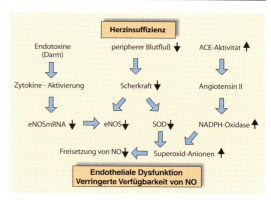

Abb. 13.4: Faktoren, die an der Beeinträchtigung der Endothelfunktion beteiligt sind.

13.5. Wichtige funktionale Implikationen für Patienten mit chronischer Herzinsuffizienz

Da die endotheliale Vasodilation an der Kontrolle der Gewebeperfusion beteiligt sein dürfte, erhebt sich die Frage,

- ob eine beeinträchtigte belastungsinduzierte Freisetzung von NO an der reduzierten aeroben Belastungskapazität bei Patienten mit chronischer Herzinsuffizienz beteiligt ist

und, wenn ja,

- ob eine Verbesserung der Endothelfunktion die Belastungskapazität bei chronischer Herzinsuffizienz erhöht

Wenn dem so wäre, müßte die Wiederherstellung einer normalen Endothelfunktion ein wichtiges therapeutisches Zielobjekt bei diesen Patienten darstellen.

■ Experimentell

Die günstigen Wirkungen des physischen Trainings bei Patienten mit chronischer Herzinsuffizienz sind bekannt und verbunden mit einer verbesserten endothelialen Vasodilatator-Funktion. Für den günstigen Effekt des Trainings wurden zahlreiche Faktoren verantwortlich gemacht, einschließlich

- der Verbesserung der linksventrikulären diastolischen Funktion
- der autonomen Balance und
- der ventilatorischen und/oder der Skelettmuskelfunktionen

Insbesondere die Skelettmuskelatrophie, beeinträchtigter Metabolismus und eine reduzierte oxidative Kapazität des Skelettmuskels scheinen für die reduzierte Belastungskapazität bei chronischer Herzinsuffizienz verantwortlich zu sein. Physisches Training fördert die Kontraktionskraft, den Metabolismus und die oxidative Kapazität des Skelettmuskels. Die Kontraktionskraft des Skelettmuskels wird beeinflußt von NO durch die reduzierte Ca^{2+}-Aktivierung der Aktinfäden. Dies führt wiederum zu einer verringerten myofibrillären Calcium-Sensibilität (45). Die Skelettmuskelfasern enthalten 2 Isoformen von NOS:

- neuronales NOS und
- endotheliales NOS

Bei chronischer Herzinsuffizienz kommt es zu einer Expression der induzierbaren NOS im Skelettmuskel von Patienten mit Herzinsuffizienz (47). Deshalb könnte die erhöhte NO-Verfügbarkeit im Skelettmuskel die Kontraktionskraft bei diesen Patienten reduzieren. Zusätzlich könnte das endogene, vom mikrovaskulären Endothel freigesetzte NO eine wichtige Rolle bei der Regelung der zellulären Respiration im Skelettmuskel spielen (48). Die Unterdrückung des O_2-Verbrauches im Gewebe als Reaktion auf Bradykinin, das schließlich zur Stimulierung der NO-Freisetzung führt, ist im Skelettmuskel bei Herzinsuffizienz vermindert (48). Dies deutet auf eine defekte endogene NO-vermittelte Regelung des Gewebe-Sauerstoffverbrauchs im Skelettmuskel nach der Entwicklung einer Herzinsuffizienz hin.

> Vieles spricht dafür, daß eine defekte NO-Biosynthese in den Blutgefäßen der Skelettmuskel durch körperliches Training verbessert werden kann. Interessanterweise scheint die Bewahrung der endothelialen Vasodilatator-Funktion durch körperliches Training verbunden zu sein mit einer Linderung der klinischen Manifestation der Herzinsuffizienz (49). Dies deutet darauf hin, daß der günstige Effekt des körperlichen Trainings bei der Herzinsuffizienz teilweise durch endotheliale Mechanismen gesteuert wird.

Die signifikante Beziehung zwischen der Verbesserung der Endothelfunktion und der Belastungskapazität stützt die These, daß eine Verbesserung der Endothelfunktion zur Steigerung der erhöhten Belastungskapazität nach Interventionen wie Training beiträgt.

Jüngere vor allem experimentelle Forschungsergebnisse weisen darauf hin, daß die Endotheldyfunktion bei der Herzinsuffizienz nicht nur für die reduzierte körperliche Belastbarkeit, sondern auch für das linksventrikuläre Remodeling und die Progression der linksventrikulären Dysfunktion von erheblicher Bedeutung ist. So zeigte sich im Tierversuch, daß eNOS knockout Mäuse mit fehlender endothelialer NO Produktion eine starke Zunahme des linksventrikulären Remodelings und der linksventrikulären Dysfunktion nach Myokardfarkt im Vergleich zu Wildtyp Mäusen aufweisen (50), was nicht abhängig war vom etwas höheren Blutdruck der eNOS knockout-Mäuse. Neben dem direkten Einfluß von NO auf kardiale Fibrose und Kardiomyozytenhypertrophie ist dabei wahrscheinlich auch die Regulation der Myokard-Perfusion und Angiogenese durch NO von Bedeutung. Weiterhin konnte kürzlich die endotheliale NO-Synthase als ein wichtiger Regulator des myokardialen Sauerstoffverbrauchs - und damit der myokardialen Effizienz - identifiziert werden (51).

Diese Befunde weisen darauf hin, daß die verminderte endotheliale NO-Bioverfügbarkeit auch für die Progression der myokardialen Schädigung bei der Herzinsuffizienz von Bedeutung sein dürfte (☞ Abb. 13.5), was das Konzept, daß die Endothelfunktionsstörung eine interessante neue therapeutische Zielgröße bei der Herzinsuffizienz darstellen könnte weiter unterstützt.

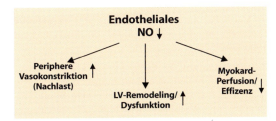

Abb. 13.5: Potentielle Mechanismen für die Progression der Herzinsuffizienz durch die Endotheldysfunktion.

Dabei konnte gezeigt werden, daß ein Teil des Effekts bereits etablierter Therapie-Prinzipien, wie der ACE-Hemmer-Therapie, auf eine Beeinflussung der endothelialen NO-Verfügbarkeit zurückzuführen zu sein scheint. So wurde im Tiermodell beobachtet, daß der protektive Effekt einer ACE-Hemmer Therapie auf das ventrikuläre Remodeling nach Myokardinfarkt bei eNOS knockout Mäusen erheblich reduziert ist im Vergleich zu Wildtyp Mäusen (52). Wie oben bereits erwähnt hat die ACE-Hemmer Therapie auch bei Patienten mit Herzinsuffizienz einen günstigen Einfluß auf die endotheliale NO-Verfügbarkeit, führt aber noch nicht zu einer Normalisierung der Endothelfunktion, denn auch chronisch ACE-Hemmer-behandelte Patienten weisen noch eine abnorme endothel-abhängige Vasodilatation auf.

Es wird Aufgabe künftiger prospektiver Studien sein, zu prüfen, inwiefern Interventionen die mit einer Verbesserung der Endothelfunktion bei Patienten mit Herzinsuffizienz einhergehen, wie z.B. eine Statin- oder Allopurinol-Therapie sowie körperliches Training, zu einer Verbesserung der Lebensqualität bzw. der Prognose führen können. Bezüglich der Effektivität des körperlichen Trainings wird in den USA gerade die ACTION Studie durchgeführt, die bei 3500 Patienten mit chronischer Herzinsuffizienz den Effekt von körperlichen Training auf die körperliche Belastbarkeit und vor allem Prognose untersucht.

13.6. Literatur

1. *Joannides R, Haefeli WE, Linder L, Richard V, Bakkali EH, Thuillez C, Lüscher TF.* Nitric oxide is responsible for flow-dependent dilatation of human peripheral conduit arteries in vivo. Circulation 1995;91:1314-1319

2. *Hornig B, Maier V, Drexler H.* Physical training improves endothelial function in patients with chronic heart failure. Circulation 1996;88:55-861

3. *Vane JR, Änggard EE, Botting RM.* Regulatory functions of the endothelium. N Engl J Med 1990;323:27-36

4. *Linder L. Kiowski W, Buhler FR, Lüscher TF.* Indirect evidence for release of endothelium-derived relaxing factor in human forearm circulation in vivo. Blunted response in essential hypertension. Circulation 1990;81:1762-1767

5. *Panza JA, Casino PR, Kilcoyne CM, Quyyumi AA.* Role of endothelium-derived nitric oxide in the abnormal endothelium-dependent vascular relaxation of patients with essential hypertension. Circulation 1993;87:1468-1474

6. *Treasure CB, Vita JA, Cox DA, Fish RD, Gordon JB, Colucci WJ, Sutton MG, Selwyn AP, Alexander RW et al.* Endothelium-dependent dilation of the coronary microvasculature is impaired in dilated cardiomyopathy. Circulation 1990;81:772-778

7. *Katz SD, Biasucci L, Sabba C, Strom JA, Jandeau G, Galvao M, Solomon S, Nikolic SD, Forman R, LeJemtel TH.* Impaired endothelium-mediated vasodilation in the peripheral vasculature of patients with congestive heart failure. J Am Coll Cardiol 1992;19:918-925

8. *Kubo SH, Rector TS, Bank AJ, Williams RE, Heifetz SM.* Endothelium-dependent vasodilation is attenuated in patients with heart failure. Circulation 1991;84:1589-1596

9. *Katz SD, Schwarz M, Yuen J, LeJemtel TH.* Role of endothelium-mediated vasodilation in patients with congestive heart failure. Role of endothelium-derived vasodilating and vasoconstricting factors. Circulation 1993;88:55-61

10. *H. Drexler, D. Hayoz, T. Münzel, A.M. Zeiher, B. Hornig, H. Just, H.R. Brunner, R. Zelis* Endothelial function chronic congestive heart failure. Am J Cardiol 1992;69:1596-1601

11. *Chin-Dusting DJ, Kaye DM, Lefkovits J, Wong J, Bergin P, Jenning GL.* Dietary supplementation with L-arginine fails to restore endothelial function in forearm arteries of patients with severe heart failure. J Am Coll Cardiol 1996;27:1207-1213

12. *Vallance P, Collier J, Moncada S.* Effects of endothelium-derived nitric oxide on peripheral arteriolar tone in man. Lancet 1989;997-1000

13. *Winlaw DS, Smythe GA, Keogh AM, Schyvens CG, Spratt PM, Macdonald PS.* Increased nitric oxide production in heart failure. Lancet 344:373-374, 1994

14. *Habib F, Dutka D, Crossman D, Oakley CM, Cleland JG.* Enhanced basal nitric oxide production in heart failure: another failed counter-regulatory vasodilator mechanism? Lancet 1994;344:371-373

15. *Katz SD, Rao R, Berman JW, Schwarz M, Demopoulos L, Bijou R, LeJemtel TH.* Pathophsiological correlates of increased serum tumor necrosis factor in patients with chronic heart failure. Relation to nitric oxide dependent vasodilation in the forearm circulation. Circulation 1994;90:12-16

16. *H. Drexler, E. Hablawetz, W. Lu, U. Riede, A. Christes.* Effect of inhibition of nitric oxide formation on regional blood flow in experimental heart failure. Circulation 1992;86:255-262

17. *Mohri M, Egashira K, Tagawa T, Kuga T, Tagawa H, Harasawa Y, Shikohawa H, Takeshita A.* Basal release of nitric oxide is decreased in the coronary circulation in patients with heart failure. Hypertension 1997;30:50-6

18. *Teerlink JR, Clozel M, Fischli W, Clozel JP.* Temporal evolution of endothelial dysfunction in a rat model of chronic heart failure. J Am Coll Cardiol 1993;22:615-620

19. Smith CJ, Sun D, Hoegler C, Roth BS, Zhang X, Zhao G, Xu XB, Kobari Y, Pritchard K Jr, Sessa WC, Hintze TH. Reduced gene expression of vascular endothelial NO synthase and cyclooxygenase-1 in heart failure. Circ Res 1996;78:58-64

20. Drexler H, Kastner S, Strobel A, Studer R, Brodde OE, Hasenfuss G. Expression, activity and functional significance of inducible nitric oxide synthase in the failing human heart. J Am Coll Cardiol 1998;32(4):955-63

21. Kichuk MR, Seyedi N, Zhang X, Marboe CC, Michler RE, Addonizio LJ, Koley G, Nasjletti A, Hintze TH. Regulation of nitric oxide production in human coronary microvessels and the contribution of local kinin formation. Circulation 1996;94:44-51

22. Aoki N, Siegfried M, Lefer AM. Anti-EDRF effect of tumor necrosis factor in isolated, perfused cat carotid arteries. Am J Physuíol 256(suppl): H1509-H1512, 1989

23. Yoshimuzi M, Perella MA, Burnett JC, Lee ME. Tumor necrosis factor down regulates an endothelial nitric oxide synthase mRNA by shortening its half-life. Circ Res 1993;73:205-209

24. Matsubara T, Ziff M. Increased superoxide anion release from human endothelial cells in response to cytokines. J Immunol 1986;137:3295-8

25. Agnoletti L, Curello S, Bachetti T, Malacarne F, Gaia G, Comini L, Volterrano M, Banetti P, Parinello G, Cadei M, Grigolato PG, ferrari R. Serum from patients with severe heart failure downregulates eNOS and is proapoptotic: role of tumor necrosis factor-alpha. Circulation 1999;100:1983-91

26. Belch JJF, Bridges AB, Scott N, Chopra M. Oxygen free radicals and congestive heart failure. Br Heart J 65:245-248, 1991

27. Hornig B, Arakawa N, Kohler C, Drexler H. Vitamin C improves endothelial function of conduit arteries in patients with chronic heart failure. Circulation 1998;97(4):363-8

28. Griendling KK, Minieri CA, Ollerenshaw JD, Alexander RW. Angiotensin II stimulates NADH and NADPH oxidase activity in cultured vascular smooth muscle cells. Circ Res 1994;74:1141-8

28a. Landmesser U, Spiekermann S, Dikalov S, Tatge H, Harrison DG, Hornig B, Drexler H. Vascular oxidative stress in patients with chronic heart failure: Role of xanthine oxidase and extracellular superoxide dismutase; Relation to endothelium-dependent vasodilation. *Circulation* 2002; 106: 3073-8

28b. Farquharson CA, Butler R, Hill A, Belch JJ, Struthers AD. Allopurinol improves endothelial dysfunction in chronic heart failure. Circulation 2002; 106: 221-6

28c. Doehner W, Schoene N, Rauchhaus M, Leyva-Leon F, Pavitt DV, Reaveley DA, Schuler G, Coats AJ, Anker SD, Hambrecht R. Effects of xanthine oxidase inhibition with allopurinol on endothelial function and peripheral blood flow in hyperuricemic patients with chronic heart failure: results from 2 placebo-controlled studies. Circulation 2002; 105: 2619-24

29. Ide T, Tsutsui H, Kinugawa S, Utsumi H, Kang D, Hattori N, Uchida K, Arimura KI, Egashira K, Takeshita A. Mitochondrial electron transport complex I is a potential source of oxygen free radicals in the failing myocardium. Circ Res 1999;85:327-63

30. O`Kane KPJ, Webb DJ, Collier JG, et al. Local L-N-mono-methyl-arginine attenuates the vasodilator action of bradykinin in the human forearm. Br J Clin Pharmacol 38:311-315, 1994

31. Studer R, Reinecke H, Müller B, Holtz J, Just H, Drexler H. Increased angiotensin-I converting enzyme gene expression in the failing human heart. J Clin Invest 1994;94:301-310

32. Groves P, Kurz S, Just H, Drexler H. Role of endogenous bradykinin in human coronary vasomotor control. Circulation 92:3424-3430, 1995

33. Benzing T, Fleming I, Blaukat A, Vallance PJ. Angiotensin-converting enzyme inhibitor ramiprilat interferes with the sequestrations of the B2 kinin receptor withuin the plasma membrane of native endothelial cells. Circulation 1999;99:2034-40

34. Leeb-Lundberg LM, Mathis SA, Herzig MCS. Antagonists of bradykinin that stabilze a G-protein uncoupled sate of the B2 receptor act as inverse agonists in rat myometrial cells. J Biol Chem 1994;269:25970-3

35. Hornig B, Kohler C, Drexler H: Role of bradykinin in mediating vascular effects of ACE-inhibitors in in humans. Circulation 1997;95: 1115-8

36. Hornig B, Landmesser U, Kohler C, Ahlersmann D, Spiekermann S, Christoph A, Tatge H, Drexler H. Comparative effect of ace inhibition and angiotensin II type 1 receptor antagonism on bioavailability of nitric oxide in patients with coronary artery disease: role of superoxide dismutase. Circulation 2001; 103: 799-805

37. Hirooka Y, Egashira K, Imaizumi T, Tagawa T, Kai H, Sugimachi M, Takeshita A. Effects of L-arginine on impaired acetylcholine-induced and ischemic vasodilation of the forearm in patients with heart failure. Circulation 1994;90:658-68

38. Rector TS, Bank AJ, Mullen KA, Tschumpulin LK, Sih R, Pillai K, Kubo SH. Randomized, double-blind, placebo-controlled study of supplemental oral L-arginine in patients with heart failure [see comments]. Circulation 1996;93:2135-41

39. Feng Q, Lu X, Fortin AJ, Pettersson A, Hedner T, Kline RL, Arnold JM. Elevation of an endogenous inhibitor of

nitric oxide in experimental congestive heart failure. Cardiovasc Res 1998;37: 667-675

40. *Hornig B, Arakawa N, Böger, R et al.* Plasma-levels of ADMA are increased and inversely related to endothelium-mediated vasodilation in patients with chronic heart failure; a new predictor of endothelial dysfunction, Circulation 1998;98(Suppl)I318

41. *Zelis R, Mason DT, Braunwald E.* A comparison of the effects of vasodilator stimuli on peripheral resistance vessels in normal subjects and in patients with congestive heart failure. J Clin Invest 1968;47:960-70

42. *Mombouli JV, Illiano S, Nagao T, Scott-Burdon T, Vanhoutte PM.* Potentiation of endothelium-dependent relaxations to bradykinin by angiotensin-I converting enzyme inhibitors in canine coronary arteries involve both endothelium-derived relaxing and hyperpolarizing factors. Circ Res 1992;1:137-144

43. *Katusic ZS, Shepherd JT, Vanhoutte PM.* Endothelium-dependent contractions to calcium ionophore A23187, arachidonic acid, and acetylcholine in canine basilar arteries. Stroke 1998;19:476-9

44. *Kaiser L, Spickard RC, Olivier NB.* Heart failure depresses endothelium-dependent responses in canine femoral artery. Am J Physiol 1989;256:H962-7

45. *Andrade FH, Reid MB, Allen DG, Westerblad H:* Effect of nitric oxide on single skeletal muscle fibres from the mouse. J Physiol 1998;509:577-86

46. *Barrow SE, Dollerey CT, Heavey DJ, Hickling NE, Ritter JM, vial J.* Effect of vasoactive peptides on prostacyclin synthesis in man. Br J Pharmacol 1986;87:243-7

47. *Riede UN, Förstermann U, Drexler H, Freudenberg-Plessow B:* Inducible nitric oxide synthase in skeletal muscle of patients with chronic heart failure. J Am Coll Cardiol 1998;32:964-9

48. *Shen W, Hintze TH Wolin MS:* Nitric oxide: an important signaling mechanism between vascular endothelium and parenchymal cells in the regulation of oxygen consumption. Circulation 1995;92:1086-95

49. *Wang J, Yi GH, Knecht M, Cai BL, Poposkis S, Packer M, Burkhoff D.* Physical training alters the pathogenesis of pacing-induced heart failure through endothelium-mediated mechanisms in awake dogs. Circulation 1997;96:2683-92

50. *Scherrer-Crosbie M, Ullrich R, Bloch KD, Nakajima H, Nasseri B, Aretz HT, Lindsey ML, Vancon AC, Huang PL, Lee RT, Zapol WM, Picard MH.* Endothelial nitric oxide synthase limits left ventricular remodeling after myocardial infarction in mice. Circulation 2001; 104: 1286-91

51. *Trochu JN, Bouhour JB, Kaley G, Hintze TH.* Role of endothelium-derived nitric oxide in the regulation of cardiac oxygen metabolism: implications in health and disease. Circ Res 2000; 87: 1108-17

52. *Liu YH, Xu J, Yang XP, Yang F, Shesely E, Carretero OA.* Effect of ACE inhibitors and angiotensin II type 1 receptor antagonists on endothelial NO synthase knockout mice with heart failure. Hypertension 2002; 39: 375-81

Therapeutische Interventionen zur Verbesserung der Endothelfunktion

14. Therapeutische Interventionen zur Verbesserung der Endothelfunktion

Etablierte Therapieprinzipien bei kardiovaskulären Erkrankungen zielen darauf ab,

durch Vasodilatation mit Medikamenten (u.a. Nitrate, Ca-Antagonisten) die Gefäße zu erweitern und damit die Perfusion zu verbessern bzw. zur systemischen Entlastung beizutragen

- Plättchenaggregation und Thrombose zu inhibieren (z.B. Aspirin, Heparin, Marcumar)
- neurohumorale Faktoren zu beeinflussen (wie z.B. durch β-Blocker) oder
- Gefäßstenosen
   - zu beseitigen wie durch Ballondilatation von Koronarstenosen oder
   - zu umgehen mit einer Bypass-Operationen

> Wenn jedoch akzeptiert wird, daß das Endothel umfangreiche protektive Wirkungen entfaltet, eine wichtige Rolle bei Organperfusion wie Organfunktionen spielt, und eine Endotheldysfunktion für die Entstehung und Progression der Arteriosklerose wesentlich ist, dann repräsentiert die Erhaltung bzw. Wiederherstellung einer normalen Endothelfunktion ein attraktives und wichtiges Therapieziel.

Dabei dürfte die **Stärkung endogener protektiver endothelialer Systeme** wie das L-Arginin/NO-System langfristig dem Versuch des Ersatzes von NO z.B. durch NO-Donatoren deutlich überlegen sein (☞ unten). Der Verbesserung der endothelialen NO-Verfügbarkeit kommt dabei eine besondere Rolle zu, da NO viele fundamentale, protektive kardiovaskuläre Wirkungen entfaltet. Neben der Vermittlung der Endothel-abhängigen Vasodilatation wird durch NO die Adhäsion von Leukozyten, Plättchenaggregation, Expression von Endothelin oder vaskuläre Wachstumsprozesse bzw. Inflammation gehemmt. Diese Prozesse gelten heute als entscheidend in der Pathogenese der Atherosklerose, so daß die endotheliale NO-Produktion auch als ein wichtiges endogenes "antiatherosklerotisches" Prinzip verstanden werden kann. Eine gestörte Endothelfunktion (= *endotheliale Dysfunktion*) ist sehr wahrscheinlich auch bei pathologischen Umbauprozessen der Gefäßwand (= *Remodeling*) (1) im Rahmen der Atherosklerose beteiligt.

> Wenn hier die Besprechung der Interventionen zur NO-abhängigen Vasodilatation im Vordergrund steht, so in erster Linie deshalb, weil dies am Patienten am besten untersuchbar ist und die umfangreichsten Beobachtungen vorliegen.

In den vergangenen Jahren haben eine Reihe von Studien demonstrieren können, daß eine gestörte Endothelfunktion keine irreversible Schädigung der Gefäßfunktion darstellt, sondern daß verschiedene Interventionen die Endothelfunktion akut bzw. nach chronischer Therapie verbessern können (☞ Tab. 14.1).

Verbesserung der Endothelfunktion
• Lipidsenkung
• Statin-Therapie
• ACE-Hemmer
• AT_1-Rezeptor-Antagonisten
• Körperliches Training
• Antioxidantien (akut)
• L-Arginin
• Tetrahydrobiopterin
• Folsäure
• Spironolacton
• Allopurinol
• Östrogene
• Gentherapie (NO-Synthase)

Tab. 14.1: Therapeutische Konzepte zur Verbesserung der Endothelfunktion.

> Entscheidende Ursache der endothelialen Dysfunktion ist eine gestörte Balance zwischen endothelialer Bildung von Stickstoffmonoxid (NO) und Sauerstoffradikal vermittelter Inaktivierung von NO (☞ Abb. 14.1).

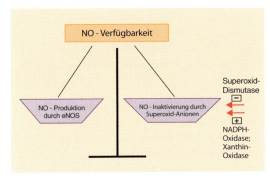

Abb. 14.1: Pathomechanismus der gestörten Balance zwischen Bildung von Stickstoffmonoxid (NO) und Sauerstoffradikal vermittelter Inaktivierung von NO.

Therapeutische Ansätze lassen sich somit in zwei grundsätzliche Prinzipien unterteilen

- entweder wird eine Steigerung der NO-Synthese erreicht, oder
- es wird die Inaktivierung von NO durch Radikale reduziert.

Besonders erfolgreiche therapeutische Interventionen, wie z.B. die ACE-Hemmer oder Statin-Therapie, bewirken dabei aber wahrscheinlich sowohl eine Steigerung der endothelialen NO-Produktion als auch eine Verminderung der NO-Inaktivierung.

> Da mehrere Ergebnisse darauf hinweisen, daß einer gestörten Endothelfunktion prognostische Bedeutung zukommt (vergl. Kapitel 5.), haben Strategien, die zu einer Verbesserung der Endothelfunktion führen, auch das Potential, die Prognose der Patienten durch Beeinflussung der Grunderkrankung Atherosklerose und deren thrombotische Komplikationen günstig zu beeinflussen.

Diese Einschätzung wird durch aktuelle Interventionsstudien mit Statinen (2,3,4, 4a) und ACE-Hemmern (5) nachdrücklich unterstützt. In diesen Studien kommt es bereits nach etwa 6-12 Monaten Therapie zu einer **signifikanten Reduktion kardiovaskulärer Ereignisse**. Innerhalb dieses Zeitraums ist eine nennenswerte Regression atherosklerotischer Läsionen nicht anzunehmen, eine Verbesserung der Endothelfunktion kann in dieser Zeit jedoch definitiv erreicht werden (z.B. TREND-Studie, 6). Es wird daher vermutet, daß der frühe Effekt von Statinen und ACE-Hemmer auf die kardiovaskuläre Mortalität u.a. auch durch eine verbesserte Endothelfunktion bedingt ist (☞ unten).

14.1. Lipidsenkung und Statin-Therapie

Tierexperimentelle Arbeiten konnten bereits 1987 nachweisen, daß der Wechsel auf eine Cholesterin-arme Diät die gestörte Endothelfunktion von Affen wieder normalisieren kann, die zuvor mit einer Cholesterin-reichen Diät ernährt wurden (7). Die Verbesserung der Endothelfunktion ging der Regression der Atherosklerose voraus (8).

> Das bedeutet, daß eine Schädigung der Endothelfunktion durch Cholesterin reversibel ist, sofern die ursächliche "Noxe" Hypercholesterinämie beseitigt wird.

Es lag somit nahe, auch beim Menschen zu prüfen, ob die Endothelfunktion mittels Lipidsenkung verbessert werden kann, um so auch beim Menschen die Progression der Atherosklerose zu verhindern. Verschiedene Studien haben deswegen die Wirkung einer mehrmonatigen Therapie mit Lipidsenkern auf die Endothelfunktion untersucht. Leung et al (9) waren die ersten, die 1993 bei Patienten mit Hypercholesterinämie in einer prospektiven randomisierten Studie nachweisen konnten, daß eine 6-monatige Therapie aus Cholesterin-armer Diät plus Colestyramin nicht nur zu einer **Reduktion der Cholesterin-Plasmakonzentration** um 30 % führt, sondern darüber hinaus die **endothelabhängige Vasomotion im Bereich der Herzkranzarterien erheblich verbessert**. Während die intrakoronare Infusion von Acetylcholin vor Therapie zu einer ausgeprägten Vasokonstriktion der epikardialen Herzkranzarterien führte, kam es bei der Kontrolluntersuchung nach der Therapie zu einer moderaten Vasodilatation (9). Die vasodilatierende Wirkung von intrakoronar appliziertem Nitroglyzerin war vor und nach Therapie ähnlich. Somit konnte demonstriert werden, daß die gewählte Therapie spezifisch die Endothelfunktion verbessert und nicht durch eine Funktionsverbesserung des glatten Gefäßmuskels erklärt werden kann.

Die Endothelfunktion reagiert sehr empfindlich auf die Cholesterinkonzentration im Plasma, denn nach einer fettreichen Mahlzeit kommt es bei Gesunden zu einer über mehrere Stunden anhaltenden Störung der Endothel-abhängigen Vasomotion (20). Umgekehrt kann die gestörte Endothelfunktion bei Patienten mit Hypercholesterinämie durch Lipid-Apherese innerhalb von wenigen Stunden verbessert werden kann (21). Das bedeutet, daß bereits **kurzfristige Änderungen der Cholesterinplasmakonzentration die Endothelfunktion deutlich beeinflussen**. Für Menschen mit einer angeborenen Fettstoffwechselstörung bedeutet das, daß bereits im Jugendlichen- bzw. im jungen Erwachsenenalter eine Störung der Endothelfunktion vorliegen kann (22). Dies wiederum bedeutet, daß eine Einschränkung der Endothelfunktion bei Risikogruppen bereits mehrere Dekaden vor der Manifestation einer Atherosklerose existiert und mit Hilfe nicht-invasiver Methoden nachgewiesen werden kann.

■ Statine und Endothelfunktion - pleiotrope Effekte

Egashira et al. konnten 1994 zeigen, daß die 6-monatige Therapie mit einem Statin nicht nur zu einer deutlichen Verbesserung der Endothelfunktion im Bereich der großen epikardialen Herzkranzarterien führt (☞ Abb. 14.2), sondern zusätzlich die Vasomotion im Bereich der koronaren Widerstandsgefäße günstig beeinflußte, die letztlich die Myokardperfusion regulieren (10). So war der durch Acetylcholin ausgelöste Blutflußanstieg nach Therapie größer als Zeichen eines verbesserten Vasodilatationsvermögens im Bereich der koronaren Widerstandsgefäße.

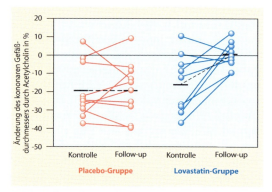

Abb. 14.2: Wirkung der Statintherapie auf die koronare Endothelfunktion.

> Neben dem LDL-Cholesterin senkendem Effekt geht man heute davon aus, daß Statine wichtige Cholesterin-unabhängige, Endothel-protektive Effekte ausüben (sogenannte "pleiotrope" Statin-Effekte).

Statine hemmen das Enzym HMG-CoA-Reduktase, was neben der Cholesterin-Synthese auch für die Aktivierung kleiner G-Proteine (z.B. RhoA, Rac-1) in Endothelzellen bedeutsam ist. So führen Statine zur **Steigerung der Expression der endothelialen NO-Synthase** in Endothelzellen, am ehesten durch mRNA-Stabilisierung in Folge der Hemmung der Membran-Translokation des kleinen G-Proteins RhoA (17). Auch die **Aktivität der endothelialen NO-Synthase** wird durch Statine erhöht, wahrscheinlich über eine Phosphorylierung des Enzyms (18).

Daneben haben Statine wie oben erwähnt potente **antioxidative Effekte**, was wahrscheinlich wesentlich an dem günstigen Effekt auf die Endothelfunktion beteiligt ist. So hemmen Statine die Aktivierung der vaskulären NADPH-Oxidase, einer wichtigen Sauerstoffradikal-Quelle, durch Inhibition der Isoprenylierung des kleinen G-proteins Rac-1 (11a), welche für die Aktivierung der NADPH-Oxidase erforderlich zu sein scheint, und somit einen weiteren "pleiotropen" Effekt dieser Substanzgruppe darstellt (☞ Abb. 14.3).

Eine weitere Möglichkeit, wie Statine die Endothelfunktion günstig beeinflussen können, stellt die **Reduktion der Angiotensin II-Typ 1-Rezeptor-Expression und -Aktivität** durch Statine dar, was mit einer Abnahme der Angiotensin II-vermittelten Sauerstoffradikalbildung einhergeht und ein auch am Patienten relevanter Mechanismus zu sein scheint (19).

Jüngere Untersuchungen weisen außerdem darauf hin, daß Statine die **Mobilisation und Differenzierung endothelialer Progenitorzellen (EPC)** aus dem Knochenmark fördern (19a). Erste experimentelle Befunde lassen dabei vermuten, daß Statine die Re-Endothelialisierung von verletztem Gefäßendothel fördern, wobei neben der Mobilisierung von endothelialen Progenitorzellen durch Statine auch die Stimulation der Integrin-Expression, die für die Adhäsion dieser Zellen an der Gefäßwand bedeutsam ist, eine Rolle zu spielen scheint (19b).

14.1. Lipidsenkung und Statin-Therapie

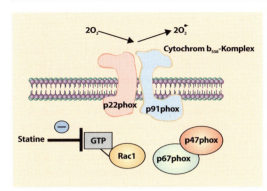

Abb. 14.3: Antioxidativer Effekt der Statine: Inhibition der Aktivierung der NADPH-Oxidase. Die Membrantranslokalisation der zytosolischen Komponenten Rac-1, p47phox und p67phox ist für die Aktivierung der vaskulären NADPH-Oxidase essentiell. Statine können die NADPH-Oxidase-Aktivierung inhibieren, indem sie die Isoprenylierung (und damit Membrantranslokalisation) des kleinen G-Proteins Rac-1 vermindern (☞ u.a. Wassmann et al.; Mol Pharmacol 2001;59: 646-54).

Diese Ergebnisse haben die Frage aufgeworfen, inwieweit Patienten mit Hypercholesterinämie und koronarer Herzkrankheit von einer Verbesserung der Endothelfunktion profitieren. Es gibt erste klinische Studien, die zeigen, daß die Statin-induzierte Verbesserung der Endothelfunktion von einer Reduktion der Angina pectoris-Häufigkeit begleitet wird (11) und zu einer Verbesserung der Myokardperfusion führt. Die Positronen-Emissions-Tomographie (PET) stellt ein modernes Verfahren dar, mit dem es möglich ist, die Myokardvitalität und die Myokardperfusion quantitativ zu bestimmen. Mit Hilfe dieser Methode konnten Gould et al. nachweisen, daß bereits eine 3-monatige Therapie mit Statinen zu einer deutlichen Verbesserung der Myokardperfusion bei Patienten mit Hypercholesterinämie führt (13). Daß hierfür funktionelle Veränderungen verantwortlich sein müssen, wird einerseits durch die kurze Therapiedauer, mit der Veränderungen erreicht wurden, wahrscheinlich, und zum zweiten durch die Tatsache, daß bereits zwei Monate nach Absetzen des Statins bei allen Patienten wieder neu aufgetretene ausgeprägte Perfusionsdefekte nachweisbar waren. Diese Ergebnisse unterstreichen die Relevanz der **Endothel-vermittelten Vasomotion für die Myokardperfusion bzw. Myokardperfusionsstörungen**. Eine ähnliche Steigerung der Myokardperfusion wurde auch bei Patienten mit normalem Serumcholesterin beobachtet (14).

Die Charakterisierung der Endothelfunktion im Bereich der Herzkranzarterien ist nur im Rahmen einer Herzkatheteruntersuchung möglich. Als Surrogat bietet sich die Charakterisierung der Endothelfunktion im Bereich peripherer Arterien mittels hochauflösenden Ultraschalls an, womit die endothelabhängige Vasomotorik leichter und weniger invasiv zur Verlaufskontrolle unter einer Therapie untersucht werden kann. Unter Verwendung dieser Technik konnte gezeigt werden, daß die Verbesserung der Endothelfunktion durch Statine nicht auf Herzkranzarterien beschränkt ist, sondern ebenso an peripheren Gefäßen wie der A. brachialis nachweisbar ist (15). Darüber hinaus konnten O'Driscoll et al. demonstrieren, daß der günstige Effekt der Statine auf die Endothelfunktion nicht allein durch eine Senkung der Cholesterin-Plasmakonzentration zu erklären ist. Denn nach 4-wöchiger Therapie mit Simvastatin (20 mg/d), begleitet von einer Senkung des Cholesterin um ca. 20 %, kam es zu einer deutlichen Verbesserung der Endothel-abhängigen Vasodilatation im Bereich der Unterarmarterien. Nach 3-monatiger Therapie war das Cholesterin nicht weiter gefallen, die endothelabhängige Vasodilatation jedoch nochmals signifikant verbessert (16). Der Effekt von Simvastatin auf die Endothelfunktion war zudem unabhängig vom Ausmaß der Cholesterinsenkung.

> Dies spricht dafür, daß bei einer Langzeit-Therapie weitere Wirkungen der Statine auf die Endothelfunktion zum Tragen kommen, insbesondere die oben beschriebenen pleiotropen Endothel-Effekte der Statine.

Das bedeutet, daß Statine unabhängig von ihrer Wirkung auf die Cholesterinbildung die Bioverfügbarkeit von NO einerseits durch Steigerung der NO-Synthese, andererseits durch Reduktion der Bildung von Superoxidanionen verbessern können.

> **Verbesserung der Endothelfunktion durch Statine**
>
> - Senkung des LDL-Cholesterins, Anstieg des HDL-Cholesterins
> - Steigerung der Expression und Aktivität der endothelialen NO-Synthase im Endothel
> - Verminderung der vaskulären Sauerstoffradikal-Produktion (u.a. Inhibition der NADPH-Oxidase-Aktivierung)
> - Mobilisation und Förderung des "Homings" endothelialer Progenitorzellen
> - Reduktion der vaskulären AT_1-Rezeptor-Expression

Tab. 14.2: Mechanismen zur Verbesserung der Endothelfunktion durch Statine.

Diese verschiedenen Mechanismen der Verbesserung der Endothelfunktion durch Statine spielen sehr wahrscheinlich auch eine wichtige Rolle für den beobachteten antiinflammatorischen Effekt der Statine. Retrospektive Analysen großer Statin-Studien (CARE und WOSCOP), aber auch mehrere prospektive klinische Studien konnten zeigen, daß die Statin-Therapie zu einer Senkung des hochsensitiven CRPs führte (u.a. PRINCE Studie; 19c). Dieser antiinflammatorische Effekt der Statine ist dabei nicht mit der LDL-Cholesterin-Senkung korreliert, was auf die Bedeutung Cholesterin-unabhängiger Mechanismen wie der Verbesserung der Endothelfunktion hinweist. Auf die Bedeutung Cholesterin-unabhängiger Statin-Effekte weisen auch Sub-Gruppen Analysen der CARE- und WOSCOP-Studie hin, die zeigten, daß bei Statin-behandelten Patienten signifikant weniger kardiovaskuläre Ereignisse auftraten im Vergleich zu Patienten mit vergleichbaren Serum-Cholesterin-Spiegeln (19d).

> Zusammenfassend verbessern Lipidsenker, insbesondere Statine die endothelabhängige Vasomotion, begleitet von einer Verbesserung der Myokardperfusion und Reduktion der Myokardischämie (vergl. auch die AVERT-Studie mit Atorvastatin, 23).

In der Langzeittherapie kommt es zu einer Verbesserung der Prognose der behandelten Patienten mit einer frühen Reduktion kardiovaskulärer Ereignisse und einer Senkung der Mortalität (2-4a).

Zwar kann anhand dieser Interventionsstudien nicht bewiesen werden, daß die Verbesserung der endothelialen NO-Verfügbarkeit an dem günstigen Langzeiteffekt ursächlich beteiligt ist. Der zeitlich rasch eintretende Effekt, experimentelle Beobachtungen und die klinisch funktionellen Daten sprechen jedoch dafür, daß die Wiederherstellung der Endothelfunktion einen wichtigen Mechanismus in diesen Interventions Studien darstellt, zumal umgekehrt die Indizien sich häufen, daß eine Endotheldysfunktion mit einem erhöhten Risiko für kardiovaskuläre Ereignissen einher geht.

In der Heart Protection-Studie war die Risikoreduktion bei Patienten mit einem Ausgangs-LDL-Cholesterin < 100 mg ähnlich ausgeprägt wie bei Patienten mit erhöhtem LDL-Cholesterin nach einer Therapie mit 40 mg Simvastatin (Post-Hoc Analyse, 4a).

Die ARBITER-Studie zeigte, daß eine hochpotente Statin-Therapie (80 mg Atorvastatin) zu einer Regression der Karotis-Intima/Media-Dicke führte, was mit einer weniger potenten Statin-Therapie (40 mg Pravastatin) nicht beobachtet wurde (4b).

Eine Kombination von Statinen mit antioxidativen Vitaminen scheint unter Umständen problematisch zu sein. In einer kürzlich durchgeführten Untersuchung an 160 Patienten mit KHK zeigte sich, daß die Kombination von Statinen mit antioxidativen Vitaminen (800 IU Vitamin E, 1000 mg Vitamin C, 25 mg β-Caroten und 100 µg Selen) ungünstigere Ergebnisse im Hinblick auf klinische Endpunkte und die Progression der Koronarsklerose zeigte im Vergleich zur alleinigen Statin-Therapie (+ Niacin) (11b). Als eine mögliche Erklärung wird ein Interferenz der antioxidativen Vitamine mit dem günstigen Effekt von Statinen (und Niacin) auf das HDL-Cholesterin, möglicherweise durch Beeinträchtigung der Apolipoprotein A1-Synthese, vermutet (11c,d). Die Ergebnisse der kürzlich abgeschlossenen Heart Protection-Studie (4a) zeigten allerdings keine signifikanten Interferenzen von Statinen mit Vitamin E+C, zumindest im Hinblick auf klinische Endpunkte.

14.2. Hemmung des Renin-Angiotensin-Systems

Angiotensin II wird aus Angiotensin I gebildet, indem das Angiotensin-Konversions-Enzym (ACE) ein Dipeptid abspaltet; dieses Enzym spaltet allerdings auch ein Dipeptid von **Bradykinin** ab und inaktiviert damit dieses Kinin. Eine **gesteigerte ACE-Aktivität** führt daher

- zur vermehrten Bildung des Vasokonstriktors Angiotensin II und
- zum Abbau des Vasodilatators Bradykinin, der über die endotheliale Freisetzung von
  - NO
  - EDHF und
  - Prostaglandinen

  seine vasodilatatorische Wirkung entfaltet (☞ Abb. 14.4)

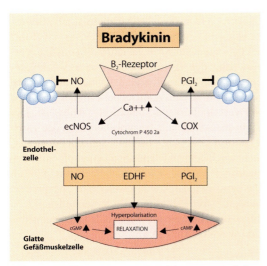

Abb. 14.4: Wirkungen von Bradykinin im Gefäßsystem.

Angiotensin II ist ein potenter Stimulator des oxidativen Stress in der Gefäßwand (24, 25), was zur gesteigerten Inaktivierung von NO durch Sauerstoffradikale führt. Dabei aktiviert Angiotensin II in der Gefäßwand u.a. das Enzymsystem NAD(P)H-Oxidase, welches Superoxid-Anionen generiert. Superoxid-Anionen reagieren mit bereits gebildetem Stickstoffmonoxid (NO) unter Entstehung des toxischen Peroxynitrits, eine der schnellsten Reaktionen der Biologie (☞ Abb. 14.1), so daß die Bioverfügbarkeit von NO redu-

ziert wird. Dieser Mechanismus ist an der endothelialen Dysfunktion unter *in vivo*-Bedingungen bei vielen kardiovaskulären Bedingungen beteiligt (25b, 26-29). Die Hemmung von ACE reduziert somit den vaskulären oxidativen Stress (und damit die Inaktivierung von NO) und steigert über den Vasodilatator Bradykinin die schließlich die NO-Produktion.

> Insofern stellt eine pharmakologische Beeinflussung des Renin-Angiotensin-Systems ein attraktives Konzept zur Verbesserung der Endothelfunktion dar.

Das ACE wird u.a. durch Scherkräfte am Endothel in seiner Expression und Aktivität reguliert (23a), und zwar in inverser Abhängigkeit wie die NO-Synthase, dem Enzym das NO bereitstellt.

14.2.1. Inhibitoren des Angiotensin-Konversions-Enzym (ACE-Hemmer)

In großen Mortalitätsstudien wurde Anfang der Neunziger Jahre gezeigt, daß die Behandlung mit einem ACE-Hemmer die Mortalität und Morbidität von Patienten nach Herzinfarkt erheblich verbessert (30-32). Kürzlich konnte zudem mit der HOPE-Studie (5) demonstriert werden, daß die **Langzeittherapie mit einem ACE-Hemmer** die **Prognose** von allen Patienten **verbessert**, bei denen kardiovaskuläre Risikofaktoren vorliegen oder bei denen eine Atherosklerose (periphere AVK, KHK, Karotisstenosen) bereits manifest ist (5). In der HOPE-Studie ist der günstige Effekt des ACE-Hemmers bereits nach 6- bis 12-monatiger Therapie nachweisbar, so daß funktionelle Veränderungen im Bereich der Gefäßwand, u.a. eine **Verbesserung der Endothelfunktion**, als zugrunde liegender Mechanismus wahrscheinlich sind. In der TREND-Studie konnte 1996 nachgewiesen werden, daß eine 6-monatige Therapie mit Quinapril (40 mg/d) die endothelabhängige Vasomotion im Bereich der Herzkranzarterien bei Patienten mit KHK signifikant verbessert (6). Dieser **günstige Effekt des ACE-Hemmers auf die endothelabhängige Vasodilatation** ist nicht auf Herzkranzarterien beschränkt, denn er kann auch an peripheren Gefäßen von Gesunden (29) und Patienten mit gestörter Endothelfunktion nachgewiesen werden (32a, 33,34). Diese Ergebnisse werfen die Frage auf, durch welche Mechanismen ACE-Hemmer die Endothelfunktion günstig beeinflussen können.

Wie bereits erwähnt, führt eine Hemmung des ACE nicht nur zu einer Reduktion von Angiotensin II, sondern auch zu einem Anstieg endogenen Bradykinins, welches durch Freisetzung von NO, EDHF und Prostazyklin aus dem Endothel vasodilatorisch wirkt. Daß die Gabe eines ACE-Hemmers beim Menschen tatsächlich zu einem meßbaren Anstieg der Plasma-Kinin-Konzentration führt, konnte erstmalig 1994 von der Arbeitsgruppe von Nussberger nachgewiesen werden (35). Bradykinin ist an der Endothel-abhängigen Vasodilatation der Herzkranzarterien beteiligt (36), denn die Gabe eines Bradykinin-Antagonisten Hoe-140 führt zu einer signifikanten Reduktion der flußabhängigen, Endothel-vermittelten Vasodilatation der großen epikardialen Koronararterien. ACE-Hemmer mit starker Affinität zum tissue-ACE wie Quinaprilat verbessern die endothelabhängige Vasodilatation über einen Bradykinin/B2-Rezeptor- und NO-vermittelten Mechanismus, denn die günstige Wirkung des ACE-Hemmers auf die endothelabhängige Vasodilatation wird durch einen Bradykinin-Rezeptor-Antagonisten bzw. durch NO-Synthese-Antagonisten gehemmt (36a, 37). ACE-Hemmer wie Quinapril und Ramipril verbessern sowohl bei Patienten mit koronarer Herzkrankheit als auch mit chronischer Herzinsuffizienz die endothelabhängige Vasodilatation, indem sie die Bioverfügbarkeit von NO um mehr als 100 % steigern (32a, 33; ☞ Abb. 14.5).

Dabei dürfte der Einfluß einzelner ACE-Hemmer auf die Endothel-abhängige Vasodilatation unterschiedlich stark sein, sowohl nach akuter Gabe als auch Langzeittherapie (33,34,37). Inwieweit die Unterschiede zwischen ACE-Hemmern wirklich klinisch relevant sind, kann z.Z. nicht entschieden werden, zumal Enalapril als ein ACE-Hemmer mit zunächst relativ geringer "Endothel-Wirkung" die Mortalität und Morbidität von Patienten mit Herzinsuffizienz günstig beeinflußt (31). Allerdings wurden die kardioprotektiven Wirkungen bezüglich kardiovaskulärer Ereignisse mit einem ACE-Hemmer mit hoher Affinität zum ACE erzielt (5).

> Es ist wahrscheinlich, daß ACE-Hemmer langfristig nicht nur durch Anstieg des endogenen Bradykinin die Endothelfunktion verbessern, sondern auch durch Reduktion der Angiotensin-II vermittelten Bildung von Sauerstoffradikalen (24,25).

Dafür sprechen sowohl experimentelle als auch erste klinische (indirekte) Hinweise. Vitamin C führt bei Patienten mit KHK zu einer erheblichen Verbesserung der Endothel-abhängigen Vasodilatation, was darauf hindeutet, daß eine Inaktivierung von NO durch Sauerstoffradikale an der gestörten NO-vermittelten Vasodilatation beteiligt ist. Der Vitamin C-Effekt auf die endothelabhängige Vasodilatation läßt sich dagegen nach hochdosierter, mehrwöchiger ACE-Hemmer-Therapie mit Ramipril (10 mg/Tag) kaum noch nachweisen (32a). Das kann als indirekter Hinweis dafür interpretiert werden, daß die Bildung von Sauerstoffradikalen durch die Therapie mit dem ACE-Hemmer reduziert wird (☞ Abb. 14.6).

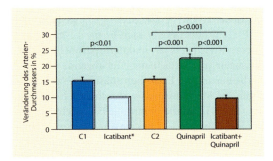

Abb. 14.5: Fluß-abhängige Vasodilatation unter Kontrollbedingungen (C1, C2), nach Bradykinin B2-Rezeptor-Antagonist (Icatibant), nach ACE-Hemmer bzw. Kombination von Bradykinin B2-Rezeptor-Antagonist + ACE-Hemmer. Der ACE-Hemmer verbessert die FDD: Die gleichzeitige Gabe des Bradykinin-Rezeptor-Antagonisten blockiert diesen Effekt vergleichbar mit Icatibant alleine) (modifiziert nach 42).

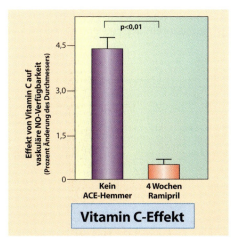

Abb. 14.6: ACE-Hemmer und oxidativer Stress bei Patienten mit koronarer Herzerkrankung. Der vaskuläre oxidative Stress, indirekt gemessen als akuter Effekt des Antioxidans Vitamin C auf die NO-vermittelte Vasodilatation der Arteria radialis, ist bei Patienten mit KHK nach einer 4-wöchigen ACE-Hemmer-Therapie reduziert (modifiziert nach Hornig et al.; Circulation 2001; 103: 799-805).

Neben einer Verbesserung der Endothel-abhängigen Vasomotion haben ACE-Hemmer auch günstige Wirkungen auf andere, wichtige Funktionen des Endothels, u.a. auf die kontinuierliche Regulation der Balance zwischen Fibrinolyse und Thrombose. Diese Funktion des Endothels wird durch Bildung und Sezernierung von Faktoren in die Blutbahn bewirkt, die das Entstehen einer Thrombose initiieren bzw. verhindern können. Hierzu gehören die vom Endothel gebildeten antithrombotisch wirkenden Substanzen wie Plasminogen und Plasminogen-Aktivatoren (t-PA). Schnell wirkende Inhibitoren dieses Systems wie der Plasminogen-Aktivator-Inhibitor (PAI-1) haben antagonistische, d.h. prothrombotische Eigenschaften. Sowohl t-PA als auch PAI-1 werden im Endothel gebildet, in das Plasma sezerniert und sind im zirkulierenden Blut messbar. Experimentell konnte nachgewiesen werden, daß Angiotensin-II in Endothelzellen die Bildung von PAI-1 induziert (38). Die Infusion von Angiotensin II führt zu einem signifikanten Anstieg der PAI-1-Plasmaspiegel (39); d.h. Angiotensin II begünstigt über eine verstärkte Bildung von PAI-1 die Balance in Richtung einer Thrombose. Umgekehrt bewirkt die Infusion von Bradykinin einen Anstieg der Plasmakonzentration von t-PA (40), verschiebt also die Balance in Richtung eines profibrinolytischen Zustandes. ACE-Hemmer nehmen somit nicht nur Einfluß auf Vasomotion von Gefäßen, sondern auch auf die lokale Bildung von PAI-1 und t-PA und somit auf die Balance von Thrombose und Fibrinolyse (☞ Abb. 14.7).

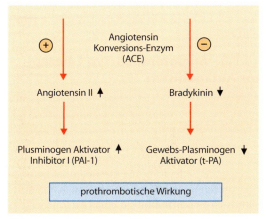

Abb. 14.7: ACE-Hemmer-Wirkung auf Vasomotion von Gefäßen, auf die lokale Bildung von PAI-1 und t-PA und somit auf die Balance von Thrombose und Fibrinolyse.

In der Tat haben Patienten nach Myokardinfarkt, die 14 Tage mit ACE-Hemmer behandelt wurden, niedrigere PAI-1 Plasmaspiegel (41). Gleichzeitig wird durch ACE-Hemmer bei Patienten mit koronarer Herzkrankheit die t-PA-Aktivität erhöht (42). Auch AT_1-Rezeptor-Antagonisten senken die PAI-1-Aktivität und erhöhen die t-PA-Aktivität, wobei der Effekt nach 50 mg Losartan etwa dreimal stärker ausgeprägt war als nach 10 mg Enalapril (43). Es ist denkbar, daß diese Wirkung des ACE-Hemmers auf die fibrinolytische Balance an der niedrigeren Re-Infarktrate von Patienten beteiligt ist, die im Anschluß an einen Myokardinfarkt mit einem ACE-Hemmer behandelt wurden (44).

Über die Hemmung des ACE und Reduktion der Sauerstoffradikal-Produktion wird der oxidative Stress vermindert und prinzipiell redox-sensitive zelluläre Wirkungen beeinflußt (☞ Abb. 14.1).

Insgesamt besteht somit kein Zweifel, daß ACE-Hemmer sich günstig auf die Funktion des Endothels auswirken, und vieles spricht dafür, daß der positive Langzeiteffekt der ACE-Hemmer bei Herzinsuffizienz, nach Myokardinfarkt und koronarer

Herzkrankheit zum Teil durch die Verbesserung der Endothelfunktion bedingt ist. Dies konnte für den günstigen Effekt der ACE-Hemmer Therapie auf das myokardiale Remodeling nach Myokardinfarkt experimentell nachgewiesen werden (45). So war der Effekt einer ACE-Hemmer-Therapie auf das linksventrikuläre Remodeling nach Herzinfarkt bei Mäusen, denen die endotheliale NO-Synthase fehlte (eNOS knockout), erheblich reduziert (45).

14.2.2. Angiotensin II-Typ 1-Rezeptor-Antagonisten

Angiotensin II-Typ 1-Rezeptor-Antagonisten sind attraktive, nebenwirkungsarme Substanzen in der Therapie der Hypertonie. Da es bei Patienten mit Atherosklerose zu einer gesteigerten vaskulären Bildung von Sauerstoffradikalen kommt, der entscheidende Bedeutung für die Endotheldysfunktion zukommt, wird vermutet, daß auch AT_1-Antagonisten durch Inhibition einer Angiotensin II-Typ 1-Rezeptor vermittelten Aktivierung von NADH-/NADPH-Oxidasen vaskulär-protektiv wirken, indem sie die Inaktivierung von NO inhibieren und somit die Endothelfunktion verbessern können. Dies ist experimentell gut dokumentiert (24,25,25a,46); am Patienten gibt erst erst recht wenige Untersuchungen. Die Wirkung dürfte dosisabhängig sein:

- Losartan 50 mg/Tag konnte in einer Untersuchung von Anderson et al. keine signifikante Wirkung auf die Endothel-vermittelte Vasodilatation ausüben (34; ☞ Abb. 14.8)

während

- 100 mg Losartan einen positiven Effekt erzielen konnte, der nicht unterschiedlich ist von ACE-Hemmern (32a)

Prasad et al. konnten eine signifikante Verbesserung der Fluß-abhängigen, Endothel-vermittelten Vasodilatation der Koronararterien sowie der Endothel-abhängigen Vasodilatation am Bein nach akuter lokaler Gabe von Losartan bei Patienten mit Atherosklerose oder kardiovaskulären Risikofaktoren nachweisen (46a,b), was nicht bei gesunden Probanden zu beobachten war (46b). Diese Autoren beobachteten weiterhin auch bei einer chronischen Therapie mit Losartan (8 Wochen) bereits bei einer Dosis von 50 mg/Tag einen günstigen Effekt auf die Endothel-abhängige Vasodilatation bei Patienten mit Atherosklerose oder kardiovaskulären Risikofaktoren (46b).

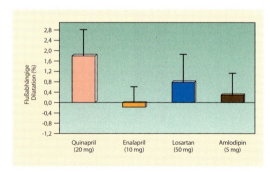

Abb. 14.8: Änderung der Fluß-abhängigen, Endothel-vermittelten Vasodilatation der A. brachialis bei Patienten mit KHK nach 8-wöchiger Behandlung mit verschiedenen vasoaktiven Substanzen (BANFF-Studie) (modifiziert nach Anderson et al, JACC 2000). Nur Quinapril führte zu einer signifikanten Verbesserung der Fluß-abhängigen Dilatation.

> Experimentell konnte gezeigt werden, daß die Therapie mit einem AT_1-Rezeptor-Antagonist die NADH-Oxidase-Aktivität und die Bildung von Superoxidanionen reduziert (18). Auch scheint die Expression endothelialer Komponenten der NADPH-Oxidase bei Patienten mit KHK durch AT_1-Rezeptor-Antagonisten supprimiert zu werden (25c). Weiterhin gibt es Hinweise dafür, daß die Behandlung mit einem AT_1-Rezeptor-Antagonist das antioxidative Potential der Gefäßwand erhöht, da eine mehrwöchige Behandlung mit Losartan die Aktivität der extrazellulären Superoxid-Dismutase, dem wichtigsten antioxidativen Enzymsystem der humanen Gefäßwand, erhöht (32a).

Interessant sind weiterhin experimentelle Hinweise, daß Angiotensin II den Angiotensin-Typ 2-Rezeptor stimuliert, wenn der Typ 1-Rezeptor pharmakologisch blockiert wird. Die Stimulation des Angiotensin II-Typ 2-Rezeptors führt offensichtlich zu einer Bradykinin-vermittelten Freisetzung von NO aus dem Endothel (48,49). Dies scheint auch unter *in vivo*-Bedingungen beim Patienten der Fall zu sein (50). Diese Ergebnisse unterstützen somit das Konzept, daß die Therapie mit einem AT_1-Rezeptor-Antagonisten durch Reduktion des vaskulären oxidativen Stress und über eine Aktivierung der Bradykinin-NO-Achse die

Endothelfunktion auch bei Patienten mit KHK verbessern kann.

14.3. Körperliches Training

Eine funktionelle Konsequenz einer gestörten Endothelfunktion ist die Unfähigkeit die Freisetzung von NO im Rahmen einer Blutflußsteigerung, wie bei jeder körperlichen Aktivität, zu steigern (51). Dies führt zu einer erheblichen Einschränkung der sogenannten flußabhängigen, Endothel-vermittelten Vasodilatation, wie frühere Ergebnisse aus unserem Labor zeigen (52). Umgekehrt konnten experimentelle Arbeiten nachweisen, daß eine chronische Blutflußsteigerung zu einer Zunahme der NO-Freisetzung führt (53, 54), unter anderem durch eine Hochregulation der Expression der endothelialen NO-Synthase (55), dem Enzym, das aus der Aminosäure L-Arginin NO bildet. Bei einer Blutflußsteigerung kommt es zu einem Anstieg der auf die Endothelzelle wirkenden Scherkraft. Es konnte nachgewiesen werden, daß die Expression und Aktivität der endothelialen NO-Synthase Scherkraft-abhängig reguliert werden (56).

> Aus diesem Grund erscheint das Konzept plausibel, daß körperliches Training, das mit intermittierenden Blutflußsteigerungen einher geht, zu einer Verbesserung der Endothelfunktion und Steigerung der NO-Produktion führt (57). Tierexperimentelle (58;59) und klinische Studien (60-62, 62a) haben mittlerweile demonstriert, das körperliches Training die gestörte endothelabhängige Vasodilatation bei Patienten mit endothelialer Dysfunktion verbessert.

Dies gilt für Patienten mit

- Koronarer Herzerkrankung
- chronischer Herzinsuffizienz
- Hypertonie und
- Hypercholesterinämie (60-64)

und für

- periphere Leitungs- (60) und
- Widerstandsgefäße (61,62) und die
- Koronargefäße (62a)

Bei Training kleiner Muskelgruppen läßt sich zeigen, daß dieser Trainingseffekt auf die trainierte Extremität begrenzt ist (60). Dabei ist die endothelabhängige Vasodilatation eines peripheren Leitungsgefäßes am dominanten Arm größer als am nicht-dominanten Arm. Der Trainingseffekt ist wenige Wochen nach Beendigung des Trainings wieder verloren. Die Beobachtungen zeigen, daß die Endothelfunktion offensichtlich auch lokal reguliert wird und durch das Ausmaß der regelmäßigen körperlichen Aktivität entscheidend beeinflußt wird (☞ Abb. 14.9).

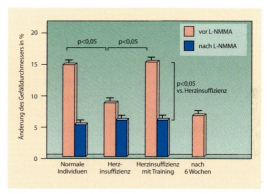

Abb. 14.9: Regelmäßige körperlichen Aktivität und Beeinflussung der Endothelfunktion.

Vieles spricht dafür, daß der **positive Trainingseffekt multifaktoriell** zustande kommt. Die Expression der endothelialen NO-Synthase wird durch lokale Flußbedingungen moduliert wird (55). Bei jeder körperlichen Aktivität kommt es zu einer Steigerung der Durchblutung. Eine Flußsteigerung führt wiederum zu einer Zunahme der auf die Endothelzelle wirkenden Scherkraft, was wiederum die Genexpression der NO-Synthase steigert (56). Hieraus ergibt sich als aktuelles Konzept, daß körperliches Training durch Blutflußsteigerung scherkraftvermittelt zu einer Induktion der NO-Synthase und somit zur gesteigerten Bioverfügbarkeit von NO führt.

Dies läßt sich dann als Verbesserung der NO-vermittelten Vasodilatation *in vivo* nachweisen. Zusätzlich gibt es jedoch Hinweise dafür, daß auch andere in der Gefäßwand lokalisierten Enzymsysteme durch Scherkraft beeinflußt werden. So konnte experimentell gezeigt werden, daß die Expression der Superoxid-Dismutase (Kupfer-Zink Isoenzym), die in der Gefäßwand Sauerstoffradikale inaktiviert, Scherkraft-abhängig gesteigert werden kann (66). Dies ist insofern von Bedeutung, als nachgewiesen werden konnte, daß oxidativer Stress an der endothelialen Dysfunktion

(67,28) und an der reduzierten Bioverfügbarkeit von NO *in vivo* wesentlich beteiligt ist (32a). Somit erscheint es denkbar, daß körperliches Training auch beim Patienten zu einer stärkeren Aktivität antioxidativer vaskulärer Enzymsysteme führt mit Abfall von Radikalaktivität und vasokonstriktorischen Prostaglandinen, wie es bereits kürzlich tierexperimentell nachgewiesen wurde (67,68). Weiterhin konnte experimentell gezeigt werden, daß eine Zunahme der Scherkraft die Expression und Aktivität des Angiotensin-Konversions-Enzym (ACE) senkt (23a).

> Die Aktivität des ACE ist bei Patienten mit Herzinsuffizienz erhöht und geht mit einer gesteigerten Synthese des Vasokonstriktors Angiotensin II und einer gesteigerten Inaktivierung von endogenem Bradykinin einher.

Körperliches Training könnte somit möglicherweise über eine Reduktion der ACE-Aktivität zu einer Abnahme von Angiotensin-II und einer gesteigerten Bioverfügbarkeit von Bradykinin führen. Bradykinin ist ein potenter Vasodilatator, der über Freisetzung von NO zu einer Endothel-abhängigen Vasodilatation führt (70). Das bedeutet, daß Training potentiell auch durch Reduktion der ACE-Aktivität zu einer gesteigerten Bioverfügbarkeit von Bradykinin führen könnte und auch über diesen Mechanismus die Endothelfunktion verbessern könnte.

Zusätzlich zu den bereits erwähnten günstigen Wirkungen von körperlichem Training auf die Endothelfunktion gibt es experimentelle Hinweise dafür, daß Training zu einer Normalisierung der Wandstruktur atherosklerotisch veränderter Arterien führen kann, was mit einer Zunahme des Gefäßinnendurchmessers einher geht (71). Beim Menschen kann körperliches Training unabhängig bzw. zusammen mit einer Cholesterin-armen Ernährung zu einer Verbesserung der koronaren Endothelfunktion und Myokardperfusion (62a), zu einer Verzögerung der Progression und ggf. sogar zu einer Regression der Koronararteriensklerose führen (73) und u.a. die Beobachtung erklären, daß regelmäßige Bewegung mit einer Reduktion der Mortalität assoziiert ist (74).

14.4. L-Arginin

L-Arginin ist die Aminosäure, aus der die endotheliale NO-Synthase NO bildet. Deshalb wurde schon früh vermutet, daß ein Substratmangel von L-Arginin bei der Entwicklung einer verminderter NO-abhängigen Vasodilatation eine Rolle spielen könnte. Mittlerweile gibt es eine Vielzahl von experimentellen und klinischen Untersuchungen, die, mit wenigen Ausnahmen, einen **positiven Effekt von L-Arginin** beschrieben haben. So konnte nachgewiesen werden, daß die lokale, hochdosierte intra-arterielle Infusion von L-Arginin die gestörte endothel-abhängige Vasomotion im Bereich der koronaren Mikrozirkulation und im Bereich der großen epikardialen Leitungsgefäße insbesondere bei Patienten mit Hypercholesterinämie verbessern kann (75-79; ☞ Abb. 8.2). Auch die Langzeittherapie mit hochdosierten oralen L-Arginin-Gaben zeigte einen positiven Effekt auf die periphere flußabhängige, endothel-vermittelte Vasodilatation als auch auf die koronare Mikrozirkulation bzw. auf periphere Perfusion und Metabolismus (80-82). Auch bei Patienten mit chronischer Herzinsuffizienz wurde bei einigen, jedoch nicht allen Studien, eine Verbesserung der endothelvermittelten Vasodilatation beobachtet (83-85). Interessanterweise wirkt sich die L-Arginin-Gabe auch hemmend auf die Adhäsion von Monozyten und Plättchenaggregation aus (85,86).

Trotzdem ist dieses Therapiekonzept noch keineswegs allgemein akzeptiert. Zum einen ist nach wie vor noch nicht sicher geklärt, wie der Effekt von L-Arginin zu erklären ist, da die Plasmakonzentrationen von L-Arginin weitaus höher sind als die Konzentrationen, welche zur maximalen Sättigung der NO-Synthase notwendig sind (87). Dieses Phänomen wird das **L-Arginin-Paradox** genannt. Es gibt allerdings experimentelle und klinische Hinweise dafür, daß endogene L-Arginin-Antagonisten wie Asymmetrisches Dimethyl-Arginin (ADMA) die Synthese von NO aus L-Arginin inhibieren können, z.B. bei Hypercholesterinämie (88,89) und chronischer Herzinsuffizienz (90). ADMA wird von einem Enzym abgebaut, das offenbar selbst redox-sensitiv ist, so daß oxidativer Stress auch bei den erhöhten ADMA-Spiegeln eine Rolle spielen könnte. Wenn die ADMA-Plasma-Spiegel um einen Faktor 50-80 unter den L-Arginin-Plasma-Spiegeln liegen, so dürfte intrazellulär dieses Verhältnis zugunsten ADMA verschoben sein, zum einen gibt es Beobachtungen von Cooke et al., daß ADMA bei Hypercholesterinämie intrazellulär erhöht ist, andererseits die intrazelluläre L-Arginin Verfügbarkeit möglicherweise gestört ist. Ergebnisse aus unserer Arbeitsgruppe zeigen, daß die Höhe der ADMA-Plasmakonzentration invers mit der Endothel-abhängigen Vasodilatation und der maximalen Leistungsfähigkeit von Patienten mit chronischer Herzinsuffizienz korreliert. Das könnte eine Hinweis dafür sein, daß die Endothelfunktion die körperliche Leistungsfähigkeit mit beeinflußt. Diese Vermutung steht in Übereinstimmung mit Beobachtungen, die eine Korrelation zwischen Verbesserung der endothelabhängigen Vasodilatation und der Verbesserung der körperlichen Belastbarkeit nach Training zeigen (62).

Für die klinische Praxis ist jedoch nachteilig, daß hohe orale Dosen von L-Arginin notwendig sind, um einen Effekt zu erzielen und diese Medikation weder wohlschmeckend ist noch immer gut gastrointestinal verträglich ist. Von allen Interventionen zur Verbesserung der Endothel-abhängigen Vasodilatation ist L-Arginin jedoch noch am ehesten als eine selektive Einflußnahme auf die endotheliale NO-Verfügbarkeit anzusehen, wenn auch andere Mechanismen, über die L-Arginin *in vivo* wirken kann, nicht auszuschließen sind (wie z.B. die Wirkung auf Freisetzung von Insulin, Glukagon oder Wachstumsfaktor). Dagegen wird durch andere Substanzen und Medikamente wie Statine oder ACE-Hemmer, eine Reihe von anderen Wirkungen erzielt, so daß der Beitrag einer Verbesserung der Endothelfunktion durch diese Interventionen schwierig einzuschätzen ist. Insofern kann durch L-Arginin am ehesten eine Aussage zum spezifischen Effekt einer verbesserten endothelialen NO-Verfügbarkeit auf Organperfusion und Funktion getroffen werden. Dabei zeigen experimentelle Daten mit vaskulären Gentransfer der endothelialen NO-Synthase in vielen Fällen prinzipiell ähnliche Effekte wie die Applikation von L-Arginin, d.h. die Intervention mit L-Arginin kann z.T. mehr als "Proof-of Principle" verstanden werden als praktische klinische Therapieoption.

14.4.1. Antioxidantien

Wie bereits in den vorangegangenen Kapitels diskutiert ist ein gesteigerter oxidativer Stress von großer Bedeutung für die gestörte Endothelfunktion (25b, 90a) bei Patienten mit

- koronarer Herzkrankheit
- Herzinsuffizienz
- Hypertonie
- Hypercholesterinämie
- Diabetes

und bei

- Rauchern

Man geht davon aus, daß eine gesteigerte Inaktivierung von bereits gebildetem NO durch Superoxidanionen an der gestörten Endothelabhängigen Vasomotion beteiligt ist, denn durch mehrere strukturell verschiedene Antioxidantien kann eine erhebliche Verbesserung der Endothelfunktion erreicht werden. Klinisch wurde dabei insbesondere die intraarterielle Infusion mit dem Antioxidans Vitamin C untersucht, welche zu einer erheblichen Verbesserung, teilweise sogar Normalisierung einer gestörten endothelabhängigen Vasodilatation führte.

Positive Ergebnisse mit Vitamin C wurden für Patienten mit koronarer Herzkrankheit, Hypercholesterinämie, Diabetes, Raucher, Herzinsuffizienz und Hypertonie beschrieben und sowohl für periphere Leitung als auch Widerstandsgefäße, aber auch Koronargefäße (26-29, 92-94; ☞ Tab. 14.2).

Gefäßabschnitte	Patientengut	Autor
Periphere Leitungsgefäße	koronare Herzkrankheit	Levine, Heitzer
	Fetthaltige Mahlzeit	Plotnick
	Herzinsuffizienz	Hornig
Periphere Widerstandsgefäße	chronische Raucher	Heitzer
	Diabetes mellitus	Ting
	Hypercholesterinämie	Ting
	Hypertonie	Taddei
Koronare Leitungsgefäße	Hypertoniker	Solzbach

Tab. 14.2: Verbesserung der Endotheldysfunktion durch Vitamin C.

Dieser Effekt ist bislang allerdings erst bei kleinen Patientengruppen auch nach einer 4-wöchigen oralen Behandlung nachweisbar gewesen, wobei allerdings eine hohe Dosierung von Vitamin C notwendig zu sein scheint (29,93; ☞ Abb. 14.10).

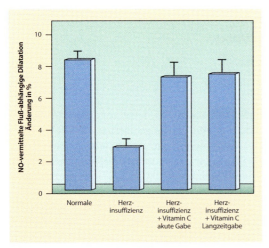

Abb. 14.10: Vitamin C und Herzinsuffizienz.

Auch mit dem Antioxidans **Probucol** kann zumindest in Kombination mit einem Statin die endothelabhängige Vasomotion verbessert werden (11). Ob Antioxidantien wie **Vitamin E** die Endothelfunktion bei Patienten mit endothelialer Dysfunktion *generell* verbessern ist aufgrund einiger Studien eher unwahrscheinlich (97, 97a).

> In Anbetracht der negativen Ergebnisse mit Vitamin E in großen Multicenter Populations-Studien kann allerdings ein genereller Einsatz von Vitamin E nicht befürwortet werden.

Was führt zum "oxidativen Stress", d.h. zum vermehrten Vorkommen von Superoxidanionen bei Patienten mit KHK oder kardiovaskulären Risikofaktoren ?

Es gibt experimentelle Hinweise dafür, daß die **Aktivität der Superoxid-Dismutase**, dem **wichtigsten antioxidativen Enzymsystem der Arterienwand** von großer Bedeutung für die Endothelfunktion ist (87, 98). Offensichtlich ist das antioxidative Potential der humanen Gefäßwand bei Patienten mit koronarer Herzkrankheit reduziert, denn die vaskuläre Aktivität der extrazellulären Superoxid-Dismutase (ecSOD) ist bei diesen Patienten stark reduziert und korreliert eng mit der endothelabhängigen Vasodilatation (47). Das läßt vermuten, daß Interventionen, die die Aktivität der ecSOD erhöhen, auch die Endothelfunktion verbessern können. Dies konnte für die mehrwöchige Therapie mit ACE-Hemmer und AT_1-Rezeptor-Antagonist gezeigt werden, wobei der Anstieg der ecSOD-Aktivität nach Therapie gut mit der Verbesserung der vaskulären NO-Verfügbarkeit korreliert war (32a). Andererseits dürfte bei den oben genannten Erkrankungen die Radikalbildung verstärkt sein, insbesondere durch eine gesteigerte Aktivität der vaskulären NADPH-Oxidase (25b). Mit Hilfe von Elektronen-Spin-Resonanz- spektroskopischen Untersuchungen konnten wir nachweisen, daß die koronare NADPH-Oxidase-Aktivität (neben der Xanthin-Oxidase-Aktivität) bei Patienten mit KHK signifikant erhöht war (98a). Mehrere immunhistologische Arbeiten konnten außerdem eine gesteigerte koronare Expression von Komponenten der NADPH-oxidase bei Patienten mit Koronarsklerose nachweisen, die mit der Ausprägung der Koronarsklerose korreliert war (98b,c). Interessanterweise scheint die Sauerstoffradikal-Produktion auch besonders an den pathophysiologisch hochrelevanten Lokalisationen wie der "Schulter" der koronaren Plaques gesteigert zu sein (98b). Auch gibt es erste Hinweise, dass die koronare Sauerstoffradikalproduktion bei Patienten mit akutem Koronarsyndrom deutlich stärker erhöht ist als bei Patienten mit stabiler Angina pectoris (98d). Diese Befunde sind im Einklang mit kürzlichen Ergebnissen von Heitzer et al., die zeigen konnten, dass bei Patienten mit koronarer Herzerkrankung mit konsekutiven kardiovaskulären Ereignissen der Effekt des Antioxidans Vitamin C auf die endothel-abhängige Vasodilatation deutlich ausgeprägter war als bei Patienten ohne klinische Ereignisse (92a). Neuere Untersuchungen weisen außerdem darauf hin, dass unter bestimmten Bedingungen auch die endotheliale NO-Synthase zu einer wichtigen Quelle von Sauerstoffradikalen werden kann. Dieses Phänomen wird als "Entkopplung" der NO-synthase bezeichnet; dass heißt, das Enzym produziert anstatt NO Sauerstoffradikale, z.B. bei intrazellulärem L-Arginin- oder Tetrahydropterin-Mangel (99, 100) und/oder Stimulation durch die Proteinkinase C. Die oben erwähnten eindrucksvollen Ergebnisse mit Vitamin C sind aus biochemischer Sicht eigentlich überraschend, da Vitamin C kein sehr potentes Antioxidans darstellt und die Affinität von Sauerstoffradikalen zu NO weitaus stärker ist als zu Vitamin C. Auch wird Vitamin C schnell renal eliminiert, so daß mehrfach tägliche, hohe Dosen notwendig sind. Es gibt jedoch auch Hinweise, daß der günstige Effekt von Vitamin C nicht nur über das Abfangen von Radikalen zustande kommt sondern auch (vielleicht sogar vorwiegend) durch eine Potenzierung der NO-Synthese durch Vitamin C (101) durch Verhinderung der endothelialen Oxidierung von Tetrahydrobiopterin (101a) – und damit Verhinderung der "Entkopplung" der NO-synthase. Die Langzeiteffekte dieses Vitamin C-Therapiekonzepts bedürfen in jedem Falle einer kritischen Prüfung in großen Placebo-kontrollierten Studien bevor eine klinische Empfehlung gegeben werden kann. Insbesondere wird abzuwarten sein, inwieweit ein positiver Effekt auf NO-abhängige Vasodilatation mit einer verbesserten Organperfusion und -funktion verbunden ist (102). Ein erster Hinweis in diese Richtung ist die kürzlich publizierte Beobachtung, daß 500 mg Vitamin C über 30 Tage zu einer signifikanten Senkung des arteriellen Blutdrucks führen (103). Ein mögliches Problem bei einer Langzeit-Therapie mit Vitamin C könnte aber sein, dass der therapeutische Effekt durch gesteigerte renale Elimination über die Zeit verloren geht.

Tetrahydrobiopterin (BH4) ist ein notwendiger Co-Faktor für die endotheliale NO-Synthase, damit die NO-Synthase NO produziert. Bei Aktivierung der NO-Synthase und Mangel an BH4 bildet die NO-Synthase Sauerstoffradikale anstatt NO. Ein Mangel an BH4 führt daher zu verminderter NO-Produktion, während die Gabe von BH4 die NO-Produktion erhöht, die Bildung von Sauerstoff Radikalen vermindert. Bei Patienten mit Hypercholesterinämie oder chronischen Rauchern kann mit BH4-Gabe die Endothel-abhängige Vasodilatation verbessert werden (104,105). Obwohl BH4 auch als Antioxidans wirken kann, sprechen experimentelle Befunde dafür, daß die Wirkung von BH4 eher durch den Einsatz als Co-Faktor zustande kommt. Die klinischen Untersuchungen beschränken sich bisher auf Akutstudien mit kleinen Patientengruppen.

Große klinische Studien haben bisher vor allem den Effekt einer chronischen Therapie mit dem "Antioxidans" Vitamin E auf kardiovaskuläre Ereignisse bei Patienten mit koronarer Herzerkrankung oder kardiovaskulären Risikofaktoren untersucht. Diese Studien wurden bereits Anfang der 90er Jahre geplant, vor allem unter der Vorstellung, daß Vitamin E die Oxidierung von LDL-Cholesterol vermindern würde. In der HOPE (Heart Outcomes Prevention Evaluation)-Studie wurden 9500 Patienten mit atherosklerotischer Gefäßerkrankung bzw. Diabetes und einem weiterem Risikofaktor zu einer 4,5-jährigen Therapie mit 400 IU Vitamin E oder Placebo randomisiert (105a). Dabei zeigte sich kein Effekt von Vitamin E hinsichtlich des Auftretens klinischer kardiovaskulärer Ereignisse, inklusive der Mortalität. Auch in der italienischen GISSI-Prevenzione-Studie an 11.000 Patienten, die den Effekt einer Therapie mit mehrfach ungesättigten Fettsäuren (n-3 PUFA, 1 g), Vitamin E (300 mg/Tag), beidem oder Plazebo für 3,5 Jahre untersuchte, war für Vitamin E kein günstiger Effekt nachweisbar, während sich in der n-3 PUFA Gruppe eine moderate Reduktion der kardiovaskulären Mortalität zeigte (105b). In der kürzlich abgeschlossenen britischen Heart Protection Studie (HPS) wurden 20,500 Patienten mit koronarer Herzerkrankung, peripherer arterieller Verschlußkrankheit oder Diabetes über 5 Jahre mit den Antioxidantien Vitamin E (600 mg), Vitamin C (250 mg) und Beta-Caroten (20 mg) beziehungsweise Plazebo behandelt (105c). Auch in dieser Untersuchung zeigte sich kein Vorteil der Vitamin-behandelten Gruppe bezüglich kardiovaskulärer Ereignisse (Tod, Herzinfarkt, Schlaganfall). Zusammengenommen ergibt sich aus diesen Untersuchungen an großen Patientenkollektiven, daß eine Therapie insbesondere mit Vitamin E keinen signifikanten Effekt auf kardiovaskuläre Ereignisse zu haben scheint.

Wie können diese Befunde mit Vitamin E erklärt werden ?

Aufgrund der großen Zahl von Befunden aus der experimentellen und klinischen Forschung, die auf eine entscheidende Rolle eines gesteigerten oxidativen Stress für die Entwicklung und Progression der Atherosklerose hinweisen, mögen die Befunde mit Vitamin E auf den ersten Blick überraschend erscheinen. Es gibt aber eine Vielzahl von Gründen, die nahelegen, daß nicht das "oxidative Stress" Konzept verworfen werden sollte, sondern daß eine Therapie mit Vitamin E wahrscheinlich kein sehr guter Ansatz ist, den vaskulären oxidativen Stress effektiv zu reduzieren (90a,b). So reagiert Vitamin E sehr langsam mit Sauerstoffradikalen wie Superoxid-Anionen, die als ganz entscheidend u.a. für die Endotheldysfunktion angesehen werden. Die Reaktionsgeschwindigkeit von NO mit Superoxid ist etwa 10^6-fach (!) höher als die Reaktion von Superoxid mit Vitamin E (90a). Weiterhin wird Vitamin E in Lipidmembranen und Lipoproteinen konzentriert, und kann somit oxidative Prozesse im Zytosol oder Extrazellularraum, die als entscheidend angesehen werden, nicht signifikant beeinflussen. Wichtig sind wahrscheinlich auch Beobachtungen von der australischen Arbeitsgruppe um Roland Stocker, die auf prooxidative Effekte von Vitamin E hinweisen, was auch von anderen Untersuchern gefunden wurde (105d, 90b). So wird Vitamin E bei der Reaktion mit einem Sauerstoffradikal zunächst selbst zu einem Radikal (das Tocpheroxyl-Radikal), welches unter Umständen sogar die Lipidoxidation verstärken kann. Wie kürzlich von Daniel Steinberg ausgeführt, gibt es bis heute eigentlich keine gute Evidence, daß eine Vitamin E Therapie, wie in den obigen Studien beim Patienten durchgeführt, wirklich die vaskuläre Lipidoxidation, insbesondere LDL-Oxidation, günstig beeinflussen kann (105e).

Von vielen Untersuchern wird es heute als ein vielversprechenderes Konzept angesehen, den oxidativen Stress in der Gefäßwand durch Verhinderung der Aktivierung relevanter oxidativer Enzymsysteme (wie der NADPH-Oxidase) bzw. durch Stimulation endogener antioxidative Enzyme zu reduzieren, im Vergleich zu dem Versuch Radikale mit Vitaminen abzufangen. Wie bereits oben erwähnt können sowohl ACE-Hemmer als auch Statine potente antioxidative Effekte ausüben, u.a. durch Inhibition der Aktivierung der vaskulären NADPH-Oxidase, was sehr wahrscheinlich wesentlich an deren therapeutischem Effekt beteiligt ist.

14.4.2. Folsäure

Folsäure spielt im Metabolismus des Homozysteins eine wichtige Rolle (☞ Kap. 11.). Eine Behandlung mit Folsäure führt etwa zu einer Reduktion der Homozystein-Spiegel um 25-30 %, was am günstigen Effekt von Folsäure auf die Endothelfunktion wahrscheinlich beteiligt ist (105f,g). Es mehren sich aber auch die Hinweise dafür, daß Folsäure unabhängig vom Homozystein einen protektiven Effekt auf die Endothelfunktion ausüben kann (105h), was unter anderem durch die Förderung der Tetrahydrobiopterin-Synthese, eines essentiellen Kofaktors der NO-synthase erklärt wird (105i). Es sprechen heute zahlreiche Befunde für einen gefäßprotektiven Effekt von Folsäure. Bevor eine Therapieempfehlung gegeben werden kann, sollten jedoch die Ergebnisse der gegenwärtig durchgeführten prospektiven Studien zum Effekt einer Folsäure-Supplementierung auf kardiovaskuläre Ereignisse abgewartet werden.

14.5. Ca-Antagonisten

Diese Substanzen führen zu einer Vasodilatation der glatten Gefäßmuskulatur direkt über die Inhibition des L-Typ-Calcium-Kanals und senken dadurch den arteriellen Blutdruck und erweitern u.a. auch koronare Leitungs- und Widerstandsgefäße. Ein direkter Einfluß auf die endotheliale NO-Produktion konnte nie zweifelsfrei gezeigt werden (34). Dagegen gibt es Hinweise dafür, daß z.B. Nifedipine die endotheliale Sauerstoff Radikalbildung etwas vermindert (106), was zu einer etwas verbesserten NO-Bioverfügbarkeit beitragen kann (106a,b,c). Einen indirekten Einfluß auf die Endothel-vermittelte Dilatation können Ca-Antagonisten dadurch ausüben, daß die Relaxation der Widerstandsgefäße zur Flußsteigerung führt und somit zu einer Fluß-abhängigen Erweiterung der vorgeschalteten koronaren und peripheren Leitungsgefäße (107). In der Tat gibt es vereinzelte klinische Studien, die eine moderate Steigerung der Endothel-vermittelten Vasodilatation gezeigt haben (106). Hinzu kommt allerdings, daß die Endothelin-vermittelte Vasokonstriktion der glatten Gefäßmuskulatur durch Ca-Antagonisten inhibiert werden kann, offensichtlich insbesondere bei kardiovaskulären Erkrankungen wie der Hypertonie, die mit erhöhten Endothelin Spiegeln einhergehen können (108,109). Es gibt jedoch auch Substanz-spezifische Wirkungen. Für **Amlodipin** wurde gezeigt, daß es aus koronaren Widerstandsgefäßen Kinine und in der Folge NO freisetzt (110). In wieweit dieser Effekt, gezeigt in isolierten Gefäßstreifen, *in vivo* am Patienten klinisch relevant ist, ist nicht bekannt. Jenseits der Endothelabhängigen, NO-vermittelten Vasodilatation gibt es allerdings gute experimentelle Daten für die

Wirkung von Ca-Antagonisten auf die endotheliale Permeabilität (110a).

Der Effekt der klassischen Ca-Antagonisten wie Nifedipin, Diltiazem und Verapamil auf die endotheliale NO-Verfügbarkeit könnte auch indirekt sein, und es ist nicht zu erwarten, daß der Effekt von Ca-Antagonisten dem von Statinen oder ACE-Hemmern quantitativ vergleichbar ist. Die gerade abgeschlossene ENCORE I-Studie sollte den Effekt einer 6-monatigen Behandlung mit Nifedipin und Cerivastatin auf die koronare Acetylcholin-stimulierte Vasomotion untersuchen. Bei der Auswertung mehrerer Koronarsegmente zeigte sich dabei weder bei Mono-Therapie mit Nifedipin noch mit Cerivastatin eine signifikante Änderung der koronaren Endothel-abhängigen Vasodilatation, dies konnte nur in der Kombinationsgruppe (Nifedipin + Cerivastatin) beobachtet werden (110b). Bei Restriktion der Analyse auf das am stärksten kontrahierte Segment unter Acetylcholin wurde eine verminderte Kontraktion nach Nifedipin-Therapie beobachtet (110b). Eine wichtige Limitation dieser Studie könnte allerdings sein, daß Cerivastatin 2 Tage vor der Untersuchung der koronaren Endothelfunktion abgesetzt wurde, da mehrere jüngere Studien auf ein "rebound"-Phänomen mit Verschlechterung der Endothelfunktion unmittelbar nach Absetzen der Statin-Therapie hinweisen (110c). Im Gegensatz zu den Statinen (2,3,4,4a) und ACE-Hemmern (5) konnte für Ca-Antagonisten auch nie zweifelsfrei eine Reduktion von kardiovaskulärem Tod bei normotensiven Patienten mit kardiovaskulären Risikofaktoren gezeigt werden, dazu werden aber gegenwärtig noch Untersuchungen durchgeführt (u.a. ACTION-Studie mit Nifedipin GIS). In der PREVENT-Studie, in welcher 825 Patienten mit koronarer Herzerkrankung zu einer 3-jährigen Therapie mit Amlodipin oder Plazebo randomisiert wurden, zeigte sich eine signifikante Reduktion des kombinierten Endpunktes (größere kardiovaskuläre Ereignisse oder Eingriffe) (111a).

14.6. Nitrovasodilatatoren

Nitrate sind wie auch Molsidomin Substanzen, bei denen *in vivo* NO abgespalten wird und die somit **NO zum Therapieprinzip** haben. Diese Substanzen werden deshalb auch **exogene NO-Donatoren** genannt. Bei Gabe dieser Substanzen wird somit nicht die Freisetzung von NO aus dem Endothel gefördert, sondern NO aus dem Pharmakon freigesetzt. Dementsprechend wird NO systemisch im Organismus wirksam - in Venen, Leitungsarterien, Widerstandsgefäßen, in allen Organen incl. der zerebralen Zirkulation (u.U. verantwortlich für den Nitrat-Kopfschmerz). Der Effekt von Nitraten auf verschiedene Gefäßabschnitte ist auch dosisabhängig. Bei höherer Dosierung dilatieren organische Nitrate neben den Venen zusätzlich die großen arteriellen Gefäße, wohingegen Arteriolen und Widerstandsgefäße am wenigsten empfindlich sind.

> Der klinische Effekt ist nicht nur über direkte Vasodilatation in einem Organ wie z.B. dem Koronarsystem zu erklären, sondern auch durch Blutdrucksenkung und insbesondere über die Reduktion der Vorlast.

Mit dieser Therapie wurde somit empirisch ein Konzept benutzt, das versucht, eine verminderte endogene Bioverfügbarkeit von endothelialem NO (z.B. bei koronarer Herzkrankheit) zu ersetzen. Obwohl dieses Therapiekonzept bei Patienten mit Angina pectoris in Bezug auf die klinische Symptome sehr effektiv ist (111b), ist die **langfristige exogene Zufuhr von NO keineswegs als gleichwertiger Ersatz des vom Endothel freigesetzten NO anzusehen**. NO wird bedarfsgerecht aus dem Endothel freigesetzt, z.B. bei körperlicher Belastung, in den bewegten Extremitäten und durch physiologische Stimuli moduliert. Im Gegensatz dazu besteht bei Nitrattherapie ein relativ anhaltender systemischer Plasmaspiegel. NO ist an der Koordination des Tonus der Mikrozirkulation beteiligt, während das von Nitraten freigesetzte NO die Widerstandsgefäße wenig beeinflußt (Vorteil gegenüber anderen Vasodilatatoren: kein Steal). Aufgrund der relativ selektiven Wirkung der Nitrate auf die Leitungsgefäße kommt es bei eingeschränkter Tonusregulation im Bereich der Widerstandsgefäße zu keiner Besserung der Myokarddurchblutung. Als **elementarer Nachteil der Nitrattherapie** ist jedoch die **Aktivierung neurohumoraler Systeme** zu nennen, die wesentlich zur Nitrattoleranz beitragen (112) mit gesteigertem Angiotensin II und konsekutiver Vasokonstriktion, NADPH-Oxidase-Aktivierung und Radikalbildung, Proteinkinase-Aktivierung und Sensibilisierung auf Vasokonstriktoren einschließlich Endothelin (113,114).

Die gesteigerte Radikalbildung führt zur Inaktivierung von endogenem und exogenem NO. In der Tat sprechen einige Beobachtungen dafür, daß die Nitrattoleranz durch Radikalbildung z.T. verursacht ist und mit gleichzeitiger Gabe von Antioxidantien bzw. ACE-Hemmern abgeschwächt werden kann (115,116,122).

> Im Gegensatz zur unbestrittenen Effektivität von Nitraten für die klinische Symptomatik gibt es bis heute keinen Nachweis, daß die Langzeittherapie mit NO-Donatoren sich langfristig günstig auf die Prognose auswirkt, möglicherweise wegen der o.g. Mechanismen, die einer anhaltenden Langzeitwirkung entgegenstehen (117-119,124,125).

14.7. Östrogene

Östrogene verbessern die Endothel-abhängige Dilatation sowohl nach akuter Gabe als auch nach Langzeittherapie bei Frauen in der Postmenopause (125a-e), was vor durch eine erhöhte NO-Bioverfügbarkeit vermittelt zu sein scheint (126). Dies gilt sowohl für periphere Gefäße als auch Koronararterien. Frauen in der Prämenopause haben eine höhere endotheliale NO-Verfügbarkeit als Frauen in der Postmenopause; in der Tat konnten auch diskrete Unterschiede in der Endothelfunktion innerhalb des Menstruationszyklus gezeigt werden. Dieser Effekt ist wohl zum Teil auf eine Verbesserung der NO-Verfügbarkeit und Steigerung der NO-Synthase-Expression, aber auch der NO-Verfügbarkeit durch Inhibition der NO-Inaktivierung zurückzuführen (126a). Die Befunde sind jedoch nicht ganz einheitlich, und weitere Endothel-abhängige und indirekte Mechanismen (u.a. Senkung der Serumlipide) dürften an der Östrogenwirkung beteiligt sein. Die positiven "Endothel-Effekte" der Östrogene könnten sogar eine Erklärung für die partielle Protektion der Frau vor kardiovaskulären Ereignissen in der Prämenopause darstellen bzw. für die protektive Wirkung der Östrogen-Substitution in der Postmenopause. Die beiden bekannten Östrogen-Rezeptoren, der Östrogen-α- und -β-Rezeptor, werden auf dem Endothel exprimiert (126b). Beides sind Steroid-Hormon-Rezeptoren, wobei experimentelle Untersuchungen unter Verwendung von "knock-out"-Mausmodellen dafür sprechen, daß die Stimulation der endothelialen NO-Produktion und vaskuloprotektive Effekte der Östrogene eher über den Östrogen-α-Rezeptor vermittelt werden (126c,d). Dabei scheinen auch Co-Aktivatoren der Östrogen-Rezeptoren eine wichtige Rolle für die vaskuloprotektiven Effekte der Östrogene zu spielen (126e).

Die Östrogentherapie wird in der Regel mit Progesteronsubstitution kombiniert, um das Risiko für uterine Carcinome unter alleiniger Östrogentherapie zu verhindern. Andererseits sprechen einige - nicht alle - Beobachtungen dafür, daß durch die Kombinationsbehandlung der positive Effekt auf die Endothelfunktion teilweise aufgehoben wird (127, 127a). Interessanterweise haben zwei internationale Megastudien keinen signifikanten Langzeitschutz vor kardiovaskulären Ereignissen gezeigt (Heart and Estrogen/Progestin Replacement - HERS-Studie, und Women's Health Initiative - WHIHRT-Studie; 129, 129a) und umfangreiche Diskussionen ausgelöst. Diese Befunde haben dazu geführt, daß zum gegenwärtigen Zeitpunkt bis zum Vorliegen weiterer Studienergebnisse eine Hormonersatz-Therapie zur Prävention kardiovaskulärer Ereignisse nicht empfohlen wird (129b). Eine jüngere Untersuchung von Herrington et al. weist darauf hin, daß ältere Patientinnen mit kardiovaskulären Erkrankungen (wie in der HERS-Studie untersucht) im Gegensatz zu jüngeren postmenopausalen Frauen ohne bekannte kardiovaskuläre Erkrankungen möglicherweise keine signifikante Verbesserung der Endothelfunktion unter Hormon-Ersatz-Therapie erreichen (130 d). Weiterhin gibt es einige Hinweise für unter bestimmten Umständen auftretende potentiell ungünstige extravaskuläre Effekte einer Hormonersatz-Therapie, wie mögliche prokoagulatorische und proinflammatorische Effekte (z.B. erhöhtes CRP; 130), die dem direkten vaskulo-protektiven Effekt der Östrogene entgegen wirken könnten. Diese ungünstigen Effekte können möglicherweise durch eine gleichzeitige Statin Behandlung vermieden werden (130 a,b). Der Vorteil einer solchen Kombinations-Behandlung bedarf allerdings einer Prüfung in größeren prospektiven Untersuchungen. Eine weitere Möglichkeit vaskuloprotektive Effekte der Östrogene zu erreichen (möglicherweise ohne ungünstige Nebeneffekte) stellen selektive Östrogenrezeptor-Modulatoren (wie Raloxifen) dar, die eine Verbesserung der Endothel-abhängigen Vasodilatation bei postmenopausalen

Frauen erreichen können (130c). Allerdings bedarf es auch hier der Ergebnisse prospektiver Studien, bevor eine Empfehlung gegeben werden kann.

14.8. Gentherapie

Vaskulärer Gentransfer wurde schon relativ früh experimentell eingesetzt, um mit vermehrter Expression der endothelialen bzw. induzierbaren NO-Synthase die vaskuläre NO-Verfügbarkeit zu erhöhen und so die protektiven Wirkungen von NO zu nutzen. In der Tat kann in einigen Modellen hierdurch die Endothel-abhängige Vasodilatation verbessert oder normalisiert werden (131-133). Diese Technik hat auch gezeigt, daß die hierdurch erzielte vermehrte NO-Verfügbarkeit die Intimaproliferation nach Gefäßverletzung (Ballondilatation; 133a) und die Expression von Adhesionsmolekülen hemmt (134). Diese experimentellen Ansätze zeigen zunächst nur, daß mit NO ein vaskulärer Schutz zu erzielen ist, sowohl im Hinblick auf Endothel- und Gefäßfunktion als auch auf Adhesionsmolekül-Expression und Leukozyten-Infiltration. Mit der Entwicklung von sicheren und effektiven Transfektions-Methoden könnte es allerdings in der Zukunft gelingen, dies auch zum Wohle der Patienten einzusetzen. Die Einsatzmöglichkeiten werden insbesondere in bezug auf den lokalen Gentransfer der NO-Synthase im Rahmen einer Ballondilatation und Stentimplantatation bereits im präklinischen Stadium geprüft (134a). Jüngere experimentelle Untersuchungen an transgenen Mäusen mit einer erhöhten endothelialen eNOS Expression weisen auf die mögliche Bedeutung einer gleichzeitigen Substitution von NO-Synthase Kofaktoren hin (134b), zumindest bei manifester Atherosklerose. So kann die NO-Synthase bei einem Mangel des Kofaktors Tetrahydrobiopterin "entkoppeln", d.h. Sauerstoffradikale anstelle von NO produzieren. Dieses Phänomen scheint bei den eNOS überexprimierenden apoE-knockout Mäusen eine Rolle zu spielen, da diese Tiere eine verstärkte Ausprägung atherosklerotischer Läsionen aufweisen, was durch Applikation von Tetrahydrobiopterin vermieden werden kann (134b).

14.9. Klinischer Stellenwert der Therapie der Endotheldysfunktion

Keine verfügbare Intervention zur Verbesserung der Endothel-vermittelten Vasodilatation hat selektiv ausschließlich einen Effekt auf das Endothel und dessen NO-Bioverfügbarkeit. Am ehesten kann die Supplementation mit L-Arginin noch als relativ spezifische Intervention betrachtet werden und unterstreicht, zusammen mit den experimentellen Daten, die Bedeutung der Endothelfunktion für Gefäßfunktion und Struktur.

- ACE-Hemmer
- Statine

und

- körperliches Training

haben auch endothelunabhängige Wirkungen, so daß deren positiver Langzeiteffekt auf kardiovaskuläre (insbesondere ischämische) Ereignisse nicht nur als Endotheleffekt interpretiert werden kann. Im Gegensatz zu Nitraten und Ca-Antagonisten konnten jedoch gerade mit ACE-Hemmern und Statinen kardiovaskuläre Ereignisse reduziert werden und dies bereits nach wenigen Monaten Behandlung (vergl. u.a. die AVERT-Studie; 23), so daß es wahrscheinlich - wenn auch nicht bewiesen - ist, daß der positive Einfluß dieser Substanzen auf die Endothelfunktion eine klinisch wichtige Rolle spielt.

Der präventive Schutz einer erhaltenen Endothelfunktion dürfte sich allerdings gerade in der Frühphase (1.-2. Lebensdekade) langfristig positiv auswirken. Neben der anhaltenden negativen Auswirkungen von bekannten Risikofaktoren gibt es erste Hinweise daß Entzündung und Auseinandersetzung mit Infektionen vorübergehend zur Reduktion der Endothel-abhängigen Vasodilatation führen (135), die antiinflammatorische Komponente von NO könnte somit repetitiven und sich kumulierenden Schäden vorbeugen (136).

Zwar wurde die Frage der Primärprävention in der WOSCOP-Studie in Bezug auf die Hypercholesterinämie und Statine geprüft und insgesamt bei nicht unbedingt überzeugendem Einfluß auf die Mortalität als wirtschaftlich nicht umsetzbar eingeschätzt. Allerdings war die Follow-up Zeit viel zu kurz, der Therapiebeginn in Bezug auf das Lebensalter zu spät, um die eigentliche Frage der Primärprävention zu beantworten. Eine frühe Risikostratifizierung mit Erfassung der Endothelfunktion in bezug auf das kumulative vaskuläre Risiko könnte den Kreis derer einschränken, die von einer wahrhaft frühen Primärprävention profitieren. Diese Überlegungen bedürfen jedoch einer sorgfältigen Überprüfung in kontrollierten prospektiven klinischen Studien. Aufgrund dieser Überlegungen könnte jedoch der nicht invasiven Erfassung der Endothelfunktion in Zukunft eine große Bedeutung zukommen.

14.10. Literatur

1. *Rudic RD, Shesely EG, Maeda N, Smithies O, Segal SS, Sessa WC.* Direct evidence for the importance of endothelium-derived nitric oxide in vascular remodeling. J Clin Invest 1998;101:731-6

2. *Scandinavian Simvastatin Survival Study Group.* Randomised trial of cholesterol lowering in 4444 patients with coronary heart disease: the Scandinavian Simvastatin Survival Study (4S). Lancet 1994;344:1383-89

3. *Sacks FM, Pfeffer MA, Lemuel AM, Moye LA, Rouleau JL, Rztherford JD, Cole TG, Brown L, Warnica JW, Arnold JM, Wun CC, Davis BR, Braunwald E.* The effect of Pravastatin on coronary events after myocardial infarction in patients with average cholesterol levels. N Engl J Med 1996;335:1001-1009

4. *The Long-term invervention with Pravastatin in ischemic heart failure (LIPID) Study Group.* Prevention of cardiovascular events and death with Pravastatin in patients with coronary heart disease and a broad range of initial cholesterol levels. N Engl J Med 1998;339:1349-1357

4a. MRC/BHF Heart Protection Study of cholesterol lowering with simvastatin in 20,536 high-risk individuals: a randomised placebo-controlled trial. Lancet. 2002; 360 (9326): 7-22.

4b. *Taylor AJ, Kent SM, Flaherty PJ, Coyle LC, Markwood TT, Vernalis MN.* ARBITER: Arterial Biology for the Investigation of the Treatment Effects of Reducing Cholesterol: a randomized trial comparing the effects of atorvastatin and pravastatin on carotid intima medial thickness. Circulation 2002;106:2055-60

5. *The Heart outcomes prevention evaluation study Investigators.* Effects of an Angiotensin-Converting-Enzyme inhibitor, Ramipril, on cardiovascular events in high-risk patients. N Engl J Med 2000;342:145-153

6. *Mancini GBF, Henry GC, Macaya C, O`Neill BJ, Pucill AL, Carere RG, Wargovich TJ, Mudra H, Luscher TF, Klibaner MI, Haber HE, Uprichard ACG, Pepine C, Pitt B.* Angiotensin-converting enzyme inhibition with quinapril iomproves endothelial vasomotor dysfunction in patients with coronary artery disease. Circulation 1996; 94:258-265

7. *Harrison DG, Armstrong ML, Freiman PC, Heistad DD.* Restoration of endothelium-dependent relaxation by dietary treatment of atherosclerosis. J Clin Invest 1987; 80:1808-11

8. *Benzuly KH, Padgett RC, Kaul S, Piegors DJ, Armstrong ML, Heistad DD.* Functional improvement precedes structural regression of atherosclerosis. Circ 1994; 89: 1810-8.

9. *Leung WH, Lau CP, Wong CK.* Beneficial effect of cholesterol-lowering therapy on coronary endothelium-dependent relaxation in hypercholesterolemic patients. Lancet 1993;341:1496

10. *Egashira K, Kirooka Y, Kai H, Sugimachi M, Suzuki S, Inou T, Takeshita A.* Reduction in serum cholesterol with pravastatin improves endothelium-dependent coronary vasomotion in patients with hypercholesterolemia. Circulation 1994;89:2519-2524

11. *Anderson T, Meredith I, Yeung A, Frei B, Selwyn Ap, Ganz P.* The effect of cholesterol lowering and antioxidant therapy on endothelium-dependent coronary vasomotion. N Engl J Med 1995;332:488-493

11a. *Wassmann S, Laufs U, Baumer AT, Muller K, Konkol C, Sauer H, Bohm M, Nickenig G.* Inhibition of geranylgeranylation reduces angiotensin II-mediated free radical production in vascular smooth muscle cells: involvement of angiotensin AT1 receptor expression and Rac1 GTPase. Mol Pharmacol 2001; 59: 646-54

11b. *Brown BG, Zhao X-Q, Chait A, Fisher LD, Cheung MC, Morse JS, Dowdy AA, Marino EK, Bolson EL, ALaupovic P, Frohlich J, Albers JJ.* Simvastatin and niacin, antioxidant vitamins, or the combination for the prevention of coronary disease. N Engl J Med. 2001; 345: 1583–1592.

11c. *Brown BG, Cheung MC, Lee AC, Zhao XQ, Chait A.* Antioxidant vitamins and lipid therapy: end of a long romance? Arterioscler Thromb Vasc Biol 2002; 22: 1535-46

11d. *Cheung MC, Zhao XQ, Chait A, Albers JJ, Brown BG.* Antioxidant supplements block the response of HDL to simvastatin-niacin therapy in patients with coronary artery disease and low HDL. Arterioscler Thromb Vasc Biol. 2001; 21: 1320–1326.

12. *Heitzer T, Yla Herttuala S, Wild E, Uoma J, Drexler H.* Effect of vitamin E on endothelial vasodilator function in patients with hypercholesterolemia, chronic smoking of both. J Am Coll Cardiol 1999;33(2):499-505

13. *Gould KL, Martucci JP, Goldberg DI, Hess MJ, Edens RP, Latifi R, Dudrick SJ.* Short-term cholesterol lowering decreases size and severity of perfusion abnormalities by positron emission tomography after dipirydamol in patients with coronary artery disease - a potential noninva-

sive marker of healing coronary endothelium. Circulation 1994;89:1530-8

14. *Mostaza JM, Gomez MV, Gallardo F, Salazar ML, Martin-Jadraque R, Plaza-Celemin L, Gonzalez.Maqueda I, Martin-Jadraque L.* Cholesterol reduction improves myocardial perfusion abnormalities in patients with coronary artery disease and average cholesterol levels. J Am Coll Cardiol 2000;35:76-82

15. *John S, Schlaich M, Langenfeld M, Weihprecht H, Schmitz G, Weidinger G, Schmieder RE.* Increased bioavailibility of nitric oxide after lipid-lowering therapy in hypercholesterolemic patients. Circulation 1998:98: 211-216

16. *O´Discroll G, Green D, Taylor RR* (1997): Simvastatin, an HMG-coenzyme A reductase inhibitor, improves endothelial function within 1 months. Circulation 95: 1126-1131

17. *Laufs U, Fata VL, Plutzky J, Liao JK..* Upregulation of endothelial nitric oxide synthase by HMG CoA reductase inhibitors. Circulation 1998;97:1129-1135

18. *Kureishi Y, Luo Z, Shiojima I, Bialik A, Fulton D, Lefer DJ, Sessa WC, Walsh K.* The HMG-CoA reductase inhibitor simvastatin activates the protein kinase Akt and promotes angiogenesis in normocholesterolemic animals. Nat Med 2000; 6: 1004-10

19. *Nickenig G, Bäumer AT, Temur Y, Kebben D, Jockenhovel F, Bohm M.* Statin-sensitive dysregulated AT1 receptor function and density in hypercholesterolemic men. Circulation 1999;100:2131-2134

19a. *Dimmeler S, Aicher A, Vasa M, Mildner-Rihm C, Adler K, Tiemann M, Rutten H, Fichtlscherer S, Martin H, Zeiher AM.* HMG-CoA reductase inhibitors (statins) increase endothelial progenitor cells via the PI 3-kinase/Akt pathway. J Clin Invest 2001; 108: 391-7

19b. *Walter DH, Rittig K, Bahlmann FH, Kirchmair R, Silver M, Murayama T, Nishimura H, Losordo DW, Asahara T, Isner JM.* Statin therapy accelerates reendothelialization: a novel effect involving mobilization and incorporation of bone marrow-derived endothelial progenitor cells. Circulation 2002; 105: 3017-24

19c. *Albert MA, Danielson E, Rifai N, Ridker PM; PRINCE Investigators.* Effect of statin therapy on C-reactive protein levels: the pravastatin inflammation/CRP evaluation (PRINCE): a randomized trial and cohort study. JAMA 2001; 286: 64-70

19d. *Yeung AC, Tsao P.* Statin therapy: beyond cholesterol lowering and antiinflammatory effects. *Circulation.* 2002;105:2937-8

20. *Vogel RA, Corretti MC, Plotnick GD.* Effect of a single high-fat meal on endothelial function in healthy subjects. J Am Cardiol 1997;79:350

21. *Tamai O Matsuola H, Itabe H, Wada Y, Kohno K, Imaizumi T.* Single LDL apheresis improves endothelium-dependent vasodilation in hypercholesterolemic humans. Circulation 1997;95:76-82

22. *Celermajer DS, Sorensen KE, Gooch VM, Spiegelhalter DJ, Miller OI, Sullivan ID, Lloyd JK, Deanfield JE.* Noninvasive detection of endothelial dysfunction in children and adusts at risk of atherosclerosis. Lancet 1992;340: 1111-5

23. *Pitt B, Waters D, Brown WV, van Boven AJ, Schwartz L, Title LM, Eisenberg D, Shurzinske L, McCormick LS.* Aggressive lipid-lowering therapy compared with angioplasty in stable coronary artery disease. Atorvastatin versus revascularization treatment investigators. N Engl J Med 1999;341:70-6

23a. *Rieder MJ, Carmona R, Krieger JE, Pritchard KA Jr, Greene AS.* Suppression of angiotensin-converting enzyme expression and activity by shear stress. Circ Res 1997; 80: 312-9

24. *Griendling KK, Minieri CA, Ollerenshaw JD, Alexander RW.* Angiotensin stimulatesNADH and NADPH oxidase activity in cultured vascular smooth muscle cells. Circ Res 1994;74:1141-1148

25. *Rajagopalan S, Kurz S, Münzel T, Tarpey M, Freeman BA, Griendling KK, Harrison DG..* Angiotensin II-mediated hypertension in the rat ncreases vascular superoxide production via membrane NADH/NADPH oxidase activation. J Clin Invest 1996;96:1513-1519

25a. *Landmesser U, Cai H, Dikalov S, McCann L, Hwang J, Jo H, Holland SM, Harrison DG.* Role of p47(phox) in vascular oxidative stress and hypertension caused by angiotensin II. Hypertension 2002; 40: 511-5

25b. *Cai H, Harrison DG.* Endothelial dysfunction in cardiovascular diseases: the role of oxidant stress. Circ Res 2000; 87: 840-4

25c. *Rueckschloss U, Quinn MT, Holtz J, Morawietz H.* Dose-dependent regulation of NAD(P)H oxidase expression by angiotensin II in human endothelial cells: protective effect of angiotensin II type 1 receptor blockade in patients with coronary artery disease. Arterioscler Thromb Vasc Biol 2002;22(11):1845-51

26. *Ting HH, Timimi FK, Haley EA, Roddy MA, Ganz P, Creager MA.* Vitamin C improves endothelium-dependent vasodilation in forearm resistance vessels of humans with hypercholesterolemia. Circulation 1997;95: 2617-2622

27. *Heitzer T, Just H, Munzel T:* Antioxidant vitamin C improves endothelial dysfunction in chronic smokers. Circulation 1996;94:6-9

28. *Solzbach U, Hornig B, Jeserich M, Just H.* Vitamin C improves endothelial dysfunction of epicardial coronary

arteries in hypertensive patients. Circulation 1997;96: 1513-9

29. Hornig B, Arakawa N, Kohler C, Drexler H. Vitamin C improves endothelial function of conduit arteries in patients with chronic heart failure. Circulation 1998;97: 363-368

30. Pfeffer MA, Braunwald E, Moyé LA, Basta L, Brown EJ Jr, Cuddy TE, Davis BR, Geltman EM, Goldman S, Flaker GC et al. Effect of captopril on mortality and morbitiy in patients with left ventricular dysfunction after myocardial infarctions: results of the survival and ventricular enlargement trial. N Engl J Med 1992:327: 669-77

31. Yusuf S, Pepine CJ, Garces C, Pouleur H, Salem D, Kostis J, Benedict C, Rousseau M, Bourassa M, Pitt B. Effect of enalapril on myocardial infarction and unstable angina in patients with low ejection fractions. Lancet 1992;340: 1173-8

32. The acute infarction ramipril efficacy (AIRE) study investigators. Effect of ramipril on mortality and morbitiy of survivors of acute myocardial infarction with clinical evidence of heart failure. Lancet 1993;342:821-8

32a. Hornig B, Landmesser U, Kohler C, Ahlersmann D, Spiekermann S, Christoph A, Tatge H, Drexler H. Comparative effect of ace inhibition and angiotensin II type 1 receptor antagonism on bioavailability of nitric oxide in patients with coronary artery disease: role of superoxide dismutase. Circulation 2001; 103: 799-805

33. Hornig B, Arakawa N, Haussmann D, Drexler H. Differential effects of quinaprilat and enalaprilat on endothelial function of conduit arteries in patients with chronic heart failure. Circulation 1998;98(25):2442-8

34. Anderson TJ, Elstein E, Haber H, Charbonneau F. Comparative study of ACE-inhibition, angiotensin II antagonism, and calcium channel blockade on flow-mediated vasodilation in patients with coronary disease (BANFF Study). J Am Coll Cardiol 2000;35:60-66

35. PellacaniA, Brunner HR, Nussberger J. Plasma kinins increase after angiotensin-converting enzyme inhibition in human subjects. Clin Sci 1994;87:567-74

36. Groves P, Kurz S, Just H, Drexler H. Role of endogenous bradykinin in human coronary vasomotor control. Circulation 1995;92:3424-3430

36a. Hornig B, Kohler C, Drexler H. Role of bradykinin in mediating vascular effects of angiotensin-converting enzyme inhibitors in humans. Circulation 1997; 95: 1115-8

37. Haefeli WE, Linder L, Luscher TF. Quinalaprilat induces arterial vasodilation mediated by nitric oxide in humans. Hypertension 1997;30:912-7

38. Vaughan DE, Lazos SA, Tong K. Angiotensin II regulates the expression of plasminogen activator inhibitor-1 in cultured endothelial cells. A potential link between the renin-angiotensin system and thrombosis. J Clin Invest 1995;95:995-1001

39. Ridker PM, Gabourry CL, Conlin PR, Seely EW, Williams GH, Vaughan DE. Stimulation of palsminogen activator inhibitor in vivo by infusion of angiotensin II. Evidence of a potential interaction between the renin-angiotensin system and fibrinolytic function. circulation 1993;87:1969-1973

40. Brown NJ, Nadeau JH, Vaughan DE. Selective stimualtion of tissue-type plasminogen activator (t-PA) in vivo by infusion of bradykinin. Thromb and Haemost 1997;77:522

41. Vaughan DE, Rouleau JL, Ridker PM, Arnold JMO, Menapace FJ, Pfeffer MA. Effects of Ramipril on plasma fibrinolytic balance in patients with acute anterior myocardial infarction. Circulation 1997;96:442-447

42. Hornig B, Arakawa N, Smolarski R, Schieffer B, Drexler H. Concomitant enhancement of NO-mediated vasodilation and pro-fibrinolytic activity by ACE-inhibition in patients with coronary artery disease. Circ 1997;96(suppl I):114

43. Goodfield NER, Newby DE, Ludlam CA, Flapan AD. Effects of acute angiotensin II type 1 receptor antagonism and angiotensin converting enzyme inhibition on plasma fibrinolytic parameters in patients with heart failure. Circulation 1999;99:2983-2985

44. Yusuf S, Pepine CJ, Garces C, Pouleur H, Dalem D, Kostis J, Venedict C, Rousseau M, Bourassa M, Pitt B. Effect of enalapril an myocardial infarction and unstable angina in patients with low ejection fractions. Lancet 1992; 340:1173-8

45. Liu YH, Xu J, Yang XP, Yang F, Shesely E, Carretero OA. Effect of ACE inhibitors and angiotensin II type 1 receptor antagonists on endothelial NO synthase knockout mice with heart failure. Hypertension 2002; 39: 375-81

46. Sudhir K, MacGregor JS, Gupta M, Barbant SD, Redberg R, PG Yock, Chatterjee K. Effect of selective angiotensin II receptor antagonism and angiotensin converting enzyme inhibition on the coronary vasculature in vivo. Intravascular two-dimensional and Doppler ultrasound studies. Circulation 1993;87:931-938

46a. Prasad A, Halcox JP, Waclawiw MA, Quyyumi AA. Angiotensin type 1 receptor antagonism reverses abnormal coronary vasomotion in atherosclerosis. J Am Coll Cardiol 2001; 38: 1089-95

46b. Prasad A, Tupas-Habib T, Schenke WH, Mincemoyer R, Panza JA, Waclawin MA, Ellahham S, Quyyumi AA. Acute and chronic angiotensin-1 receptor antagonism reverses endothelial dysfunction in atherosclerosis. Circulation 2000;101(20):2349-54

47. Landmesser U, Merten R, Spiekermann S, Buttner K, Drexler H, Hornig B. Vascular extracellular superoxide

dismutase activity in patients with coronary artery disease – relation to endothelium-dependent vasodilation. Circulation 2000; 101: 2264-70

48. *Gohlke P, Pees C, Unger T.* AT2 receptor stimulation increases aortic cyclic GMP in SHRSP by a kinin-dependent mechanism. Hypertension 1998;31:349-55

49. *Tsutsumi Y, Matsubara H, Masaki H, Kurihara, Murasawa S, Takai S, Miyazaki M, Nozawa Y, Ozono R, Nakagawa K, Miwa T et al.* Angiotensin II type 2 receptor overexpression activates the vascular kinin system and causes vasodilation. J Clin Invest 1999;104:925-35

50. *Kohler C, Schlink D, Drexler H, Hornig B.* Angiotensinn II-receptor antagonism improves endothelium-mediated vasodilation in patients with coronary artery disease: Role of nitric oxide and bradykinin. Circulation 1999;100(suppl.I):1548

51. *Drexler H, Zeiher AM, Wollschläger H, Meinertz T, Just H, Bonzel F.* Flow-dependent coronary artery vasodilation in humans. Circulation 1989;80: 466-474

52. *D. Hayoz, H. Drexler, T. Münzel, B. Hornig, A.M. Zeiher, H. Just, H.R. Brunner, R. Zelis* Flow-mediated arterial dilation is abnormal in congestive heart failure. Circulation 1993;87; 92-96

53. *Miller VM, Vanhoutte PM.* Enhanced release of endothelium-derived factor(s) by chronic increases in blood flow. Am J Physiol 1988;255:H446-51

54. *Miller VM, Burnett JC Jr.* Modulation of NO and endothelin by chronic increases in blood flow in canine femoral arteries. am J Physiol 1992;261:H103-8

55. *Noris M, Morigi M, Donadelli R, Aiello S, Foppolo M, Todeschini M, Orisio S, Remuzzi G, Remuzzi A.* Nitric oxide synthesis by cultured endothelial cells is modulated by flow conditions. Circ Res. 1995;76:536-43

56. *Nishida K, Harrison DG, Navas JP, Fisher AA, Dockery SP, Uematsu M, Nerem RM, Alexander RW, Murphy TJ.* Molecular cloning and characterization of the constitutive bovine aortic endothelial cell nitric oxide synthase. J Clin Invest 1992;90:2092-6

57. *Jungersten L, Ambring A, Wall B, Wennmalm A.* Both physical fitness and acute exercise regulate nitric oxide formation in healthy humans. J Appl Physiol 1997;82: 760-4

58. *Wang J, Wolin MS, Hintze TH.* Chronic exercise enhances endothelium-mediated dilation of epicardial coronary artery in concious dogs. Circ Res 1993;73:829-38

59. *Koller A, Kaley G.* Prostaglandins mediate arteriolar dilation to increased blood flow velocity in skeletal muscle microcirculation. Circ Res 1990;67:529-34

60. *B. Hornig, V. Meier, H. Drexler.* Physical training improves endothelial function in patients with chronic heart failure. Circulation 1996; 93:210-214

61. *Katz SD, Yuen J, Bijou R, LeJemtel TH.* Training improves endothelium-dependent vasodilation in resistance vessels of patients with heart failure. J Appl Physiol 1997;82:1488-92

62. *Hambrecht R, Fiehn E, Weigl C, Gielen S, Hamann C, Kaiser R, YU J, Adams V, Niebauer J, Schuler G.* Regular physical exercise corrects endothelial dysfunction and improves exercise capacity in patients with chronic heart failure. Circulation 1998;98:2709-15

62a. *Hambrecht R, Wolf A, Gielen S, Linke A, Hofer J, Erbs S, Schoene N, Schuler G.* Effect of exercise on coronary endothelial function in patients with coronary artery disease. N Engl J Med 2000; 342: 454-60

63. *Lewis TV, Dart AM, Chin-Dusting JP, Kingwell BA.* Exercise training increases basal nitric oxide production from the forearm in hypercholesterolemic patients. Arterioscler Thromb Vasc Biol 1999;19:2782-7

64. *Higashi Y, Sasdaki S, Kurisu S, Yoshimizu A, Sasaki N, Matsuura H, Kajiyama G, Oshima T.* Regular aerobic exercise augments endothelium-dependent vascular relaxation in normotensive as well as hypertensive subjects: role of endothelium-derived nitric oxide. Circulation 1999;100:1194-202

65. *Inoue N, Ramasamy S, Fukai T, Nerem RM, Harrsion DG.* Shear stress modulates expression of Cu/Zn superoxide dismutase in human aortic endothelial cells. Circ Res 1996;79:32-7

66. *Levine GN, Frei B, Koulouris SN, Gerhard MD, Keaney JF Jr, Vita JA.* Ascorbic acid reverses endothelial vasomotor dysfunction in patients with coronary artery disease. Circulation 1996;93:1107-13

67. *Fukai T, Siegfried MR, Ushio-Fukai M, Cheng Y, Kojda G, Harrison DG.* Regulation of the vascular extracellular superoxide dismutase by nitric oxide and exercise training. J Clin Invest 2000; 105: 1631-9

68. *Varin R, Mulder P, Tamion F, Devaux C, Henry JP, Lallemand F, Lerebours G, Thuillez C.* Exercise improves flow-mediated vasodilatation of skeletal muscle arteries in rats with chronic heart failure. Role of nitric oxide, prostanoids, and oxidant stress. Circulation 1999;99: 2951-7

70. *Wirth K, Hock FJ, Albus U, Linz W, Alpernmann HG, Anagnostopoulos H, Henk S, Breipohl G, Konig W, Knolle et al.* HOE 140 a new potent and long acting bradykinin-antagonist: in vivo studies. Br J Pharmacol 1991;102: 774-7

71. *Kramsch DM, Aspen AJ, Abramowitz BM, Kremendahl T, Hood WB Jr.* Reduction of coronary atherosclerosis by moderate conditioning exercise in monkeys on a atherogenic diet. N Engl J Med 1981;305:1483-9

73. *Schuler G, Hambrecht R, Schlierf G, Niebauer J, Hauer K, Neumann J, Hoberg E, Drinkmann A, Bacher F, Grund-*

ze M et al. Regular physical exercise and low-fat diet. Effects on progression of coronary artery disease. Circulation 1992;86:1-11

74. Hakim AA, Petrovic H, Burchfield CM, Ross GW, Rodrigues BL, White LR, Yano K, Curb JD, Abbott RD. Effects of walking on mortality among nonsmoking retired men. N Engl J Med 1998;338:94-9

75. H. Drexler, A. M. Zeiher, K. Meinzer, Just H. Correction of endothelial dysfunction in the coronary microcirculation of hypercholesterolemic patients by L-Arginine. Lancet 338: 1546-1550, 1991

76. Quyyumi AA, Dakak N, Diodati JG, Gilligan DM, Panza JA, Cannon RO 3rd. Effect of L-arginine on human coronary endothelium-dependent and physiologic vasodilation. J Am Coll Cardiol 1997;30:1220-7

77. Chauhan A, More RS, Mullins PA, Taylor G, Petch C, Scholfield PM. Aging-associated endothelial dysfunction in humans is reversed by L-arginine. J Am Coll Cardiol 1996;28:1796-804

78. Egashira K, Hirooka Y, Kuga T, Mohri M, Takeshita A. Effects of L-arginine supplementation on endothelium-dependent coronary vasodilation in patients with angina pectoris and normal coronary arteries. Circulation 1996; 94:130-4

79. Clarkson P, Adams MR, Powe AJ, Donald AE, McCredie R, Robinson J, McCarth SN, Keech A, Celermajer DS, Deanfiled JE. oral L-arginine improves endothelium-dependent dilation in hypercholesterolemic young adults. J Clin Invest 1996;97:1989-94

80. Lerman A, Burnett JC Jr, Higano ST, McKinley LJ, Holmes DR Jr. Long-term L-arginine supplementation improves small-vessel coronary endothelial function in humans. Circulation 1998;97:2123-8

81. Böger RH, Bode-Böger SM, Thiele W, Creutzig A, Alexander K, Frolich JC. Restoring vascular nitric oxide formation by L-Arginine improves the symptoms of intermittent claudication in patients with peripheral arterial occlusive disease. J Am Coll Cardiol 1998;32:1336-44

82. Hirooka Y, Egashira K, Imaizumi T, Tagawa T, Kai H, Sugimachi M, Takeshita A. Effects of L-arginine on impaired acetylcholine -induced and ischemic vasodilation of the forearm in patients with heart failure. Circulation 1994;90:658-68

83. Rector TS, Bank AJ, Mullen KA, Tschumperlin LK, Sih R, Pillai K, Kubo SH. Randomized, double-blind, placebo-controlled study of supplemental oral L-arginine in patients with heart failure. Circulation 1996;93:2135-41

84. Chin-Dusting JPF, Kaye DM, Lefkovits J, Wong J, Bergin P, Jennings GL. Dietary supplementation with L-Arginine fails to restore endothelial function in forearm resistance arteries of patients with severe heart failure. J Am Coll Cardiol 1996;27;1207-13

85. Adams MR, Forsyth C, Jessup W, Robinson J, celermajer DS. Oral L-arginine inhibits platelet aggregation but does not endhance endothelium-dependent dilation in healthy young men. J Am Coll Cardiol 1995;26:1054-61,

86. Wolf A, Zalpour C, Theilmeier G, Anderson B, Wang BY, Wolf A, Tsao PS, Cooke JP. Dietary L-arginine supplementation normalizes platelet aggregation in hypercholesterolemic humans. J Am Coll Cardiol 1997;29:479-85

87. Harrison DG. Cellular and molecular mechanisms of endothelial cell dysfunction. J Clin Invest 1997;100: 2153-7

88. Bode-Böger SM, Böger RH, Kienke S, Junker W, Frolich JC. Elevated L-arginine/dimethylarginine ratio contributes to enhanced systemic NO production by dietary L-arginine in hypercholesterolemic rabbits. Biochem Biophys Res Commun 1996;219:598-603

89. Böger RH, Bode-Böger SM, Szuba A, Tsao PS, Chan JR, Tangphao O, Blaschke TF, Cooke JP. Asymmetric dimethylarginine (ADMA): A novel risk factor for endothelial dysfunction. Circulation 1998;98:1842-1847

90. Feng Q, Lu X, Fortin AJ, Pettersson A, Hedner T, Kline RL, Arnold JM. Elevation of an endogenous inhibitor of nitric oxide synthesis in experimental congestive heart failure. Cardiov Res 1998;37:667-75

90a. Landmesser U, Harrison DG. Oxidant stress as a marker for cardiovascular events: Ox marks the spot. Circulation 2001; 104: 2638-40

90b. Griendling KK, Harrison DG. Out, damned dot: studies of the NADPH oxidase in atherosclerosis. : J Clin Invest 2001; 108: 1423-4

91. Tanner FC, Noll G, Boulanger CM, Lüscher TF. Oxidized low density lipoproteins inhibit relaxation of porcine coronary arteries. Role of scavenger receptor and endothelium-derived nitric oxide. Circulation 1991;83:2112-20

92. Levine GN, Frei B, Koulouris SN, Gerhard MD, Keaney JF Jr, Vita JA. Ascorbic acid reverse endothelial vasomotor dysfunction in patients with coronary artery disease. Circulation 1996;93:1107-13

92a. Heitzer T, Schlinzig T, Krohn K, Meinertz T, Munzel T. Endothelial dysfunction, oxidative stress, and risk of cardiovascular events in patients with coronary artery disease. Circulation 2001; 104: 2673-8

93. Gokce N, Keaney JF, Frei B, Holbrook M, Olesiak M, Zachariah BJ, Leeuwenburgh C, Heinecke JW, Vita JA. Long-term ascorbic acid administration reverses endothelial vasomotor dysfunction in patients with coronary artery disease. Circulation 1999;99:3234-3240

94. Ting HH, Timimi FK, Boles KS, Creager SJ, Ganz P, Creager MA: Vitamin C improves endothelium-dependent vasodilation in patients with non-insulin-dependent diabetes mellitus. J Clin Invest 1996;97:22-8

96. *Kinlay S, Fang JC, Hikita H, Ho I, Delagrange DM, Frei B, Suh JH, Gerhard M, Creager MA, Selwyn AP, Ganz P.* Plasma alpha-tocopherol and coronary endothelium-dependent vasodilator function. Circulation 1999;100: 219-21

97. *Gilligan DM, Sack MN, Guetta V, Casino PR, Quyyumi AA, Rader DJ, Panza JA, Cannon RO 3rd.* Effect of antioxidant vitamins on low density lipoprotein oxidation and impaired endothelium-dependent vasodilation in patients with hypercholesterolemia. J Am Coll Cardiol 1994;24:1611-7

97a. *Heitzer T, Yla Herttuala S, Wild E, Luoma J, Drexler H.* Effect of vitamin E on endothelial vasodilator function in patients with hypercholesterolemia, chronic smoking or both. J Am Coll Cardiol 1999; 33: 499-505

98. *Stralin P, Karlsson K, Johansson BO, Marklund SL.* The interstitium of the human arterial wall contains very large amounts of extracellular superoxide dismutase. Arterioscler Thromb Vasc Biol 1995; 15: 2032-6

98a. *Spiekermann S & Landmesser U, Dikalov S, Gamez G, Tatge H, Hornig B, Drexler H, Harrison DG.* Electron Spin Resonance Characterization of Vascular NAD(P)H- and Xanthine-Oxidase-Activity in Patients with Coronary Artery Disease - Relation to Endothelium Dependent Vasodilation. Circulation 2003 (in press)

98b. Sorescu D, Weiss D, Lassegue B, Clempus RE, Szocs K, Sorescu GP, Valppu L, Quinn MT, Lambeth JD, Vega JD, Taylor WR, Griendling KK. Superoxide production and expression of nox family proteins in human atherosclerosis. Circulation 2002 ;105(12):1429-35

98c. *Azumi H, Inoue N, Takeshita S, Rikitake Y, Kawashima S, Hayashi Y, Itoh H, Yokoyama M.* Expression of NADH/NADPH oxidase p22phox in human coronary arteries. Circulation 1999; 100(14):1494-8

98d. *Azumi H, Inoue N, Ohashi Y, Terashima M, Mori T, Fujita H, Awano K, Kobayashi K, Maeda K, Hata K, Shinke T, Kobayashi S, Hirata K, Kawashima S, Itabe H, Hayashi Y, Imajoh-Ohmi S, Itoh H, Yokoyama M.* Superoxide generation in directional coronary atherectomy specimens of patients with angina pectoris: important role of NAD(P)H oxidase. Arterioscler Thromb Vasc Biol 2002; 22: 1838-44

99. *Pritchard KA, Groszek L, Smalley DM, Sessa WC, Wu M, Villalon P, Wolin MS.* Native low-density lipoprotein increases endothelial cell nitric oxide synthase generation of superoxide anion. Circ Res 1995;77:510-8

100. *Heinzel, B John M, Klatt P, Bohme E, Mayer B.* Ca^{2+}/calmodulin –dependent formation of hydrogen peroxide by brain nitric oxide synthase. Biochem J 1992; 281:627-30

101. *Heller R, Munscher-Paulig F, Grabner R, Till U.* L-Ascorbic acid potentiates nitric oxide synthesis in endothelial cells. J Biol chem 1999;274:8254-60

101a. *Heller R, Unbehaun A, Schellenberg B, Mayer B, Werner-Felmayer G, Werner ER.* L-ascorbic acid potentiates endothelial nitric oxide synthesis via a chemical stabilization of tetrahydrobiopterin. J Biol Chem 2001; 276: 40-7

102. *DeVita JA, Keaney Jr JF, Raby Kem Morrow JD, Freedman JE, Lynch S, Koulouris SN, Hankin BR, Frei B.* Low plasma ascorbic acid indepently predicts the presence of an unstable coronary syndrome. J Am Coll Cardiol 1998;31:980-6

103. *Duffy SJ, Gokce N, Holbrook M, Huang A, Frei B, Keaney JF Jr, Vita JA.* Treatment of hypertension with ascorbic acid. Lancet 1999;354:2048-9

104. *Stroes E, Kastelein J, Cosentino F, Erkelens W, Wever R, Koomans H, Lüscher T, Rabelink T.* Tetrahydropterin restores endothelial function in hypercholesterolemia. J Clin Invest 1997;99:41-46

105. *Ueda, S, Matsuoka H, Miyazaki H, Usui M, Okuda S, Imaizumi T.* Tetrahydrobiopterin restores endothelial function in long-term smokers. J Am Coll Cardiol 1999; 35:71-75

105a. *Yusuf S, Dagenais G, Pogue J, et al.* Vitamin E supplementation and cardiovascular events in high-risk patients. The Heart Outcomes Prevention Evaluation Study Investigators. N Engl J Med. 2000;342:154-60.

105b. Dietary supplementation with n-3 polyunsaturated fatty acids and vitamin E after myocardial infarction: results of the GISSI Prevenzione trial. Gruppo Italiano per lo Studio della Sopravvivenza nell'Infarto miocardico. *Lancet.* 1999;354:447-55.

105c. MRC/BHF Heart Protection Study of antioxidant vitamin supplementation in 20,536 high-risk individuals: a randomised placebo-controlled trial. Heart Protection Study Collaborative Group. Lancet 2002;360 (9326):23-33

105d. *Upston JM, Terentis AC, Stocker R.* Tocopherol-mediated peroxidation of lipoproteins: implications for vitamin E as a potential antiatherogenic supplement. *Faseb J.* 1999;13:977-94.

105e. *Steinberg, D. & Witztum, J.L.* Is the oxidative modification hypothesis relevant to human atherosclerosis? Do the antioxidant trials conducted to date refute the hypothesis? *Circulation* 2002; 105: 2107-2111

105f. *Doshi SN, McDowell IF, Moat SJ, et al.* Folate improves endothelial function in coronary artery disease: an effect mediated by reduction of intracellular superoxide? *Arterioscler Thromb Vasc Biol.* 2001; 21: 1196–1202.

105g. *Title LM, Cummings PM, Giddens K, et al.* Effect of folic acid and antioxidant vitamins on endothelial dysfunction in patients with coronary artery disease. *J Am Coll Cardiol.* 2000; 36: 758–765

105h. *Doshi SN, McDowell IF, Moat SJ, Payne N, Durrant HJ, Lewis MJ, Goodfellow J.* Folic acid improves endothelial function in coronary artery disease via mechanisms largely independent of homocysteine lowering. Circulation 2002; 105(1):22-6

105i. *Stroes ES, van Faassen EE, Yo M, et al.* Folic acid reverts dysfunction of endothelial nitric oxide synthase. Circ Res. 2000; 86: 1129–1134.

106. *Verhaar MC, Honing ML, van Dam T, Zwart M, Koomans HA, Kastelein JJ, Rabelink TJ.* Nifedipine improves endothelial function in hypercholesterolemia, independently of an effect on blood pressure or plasma lipids. Cardiovas Res 1999;42:752-60.

106a. *Berkels R, Egink G, Marsen TA, Bartels, Roesen, Klaus W.* Nifedipine Increases Endothelial Nitric Oxide Bioavailability by Antioxidative Mechanisms. Hypertension 2001; 37: 240 - 245.

106b. *Brovkovych V V, Kalinowski L, Muller-Peddinghaus R, Malinski T.* Synergistic Antihypertensive Effects of Nifedipine on Endothelium : Concurrent Release of NO and Scavenging of Superoxide. Hypertension 2001; 37: 34-39

106c. *Fukuo K, Yang J, Yasuda O, Mogi M, Suhara T, Sato N, Suzuki T, Morimoto S, Ogihara T.* Nifedipine indirectly upregulates superoxide dismutase expression in endothelial cells via vascular smooth muscle cell-dependent pathways. Circulation 2002; 106: 356-61

107. *Holtz J, Giesler M, Bassenge E.* Two dilatory mechanisms of anti-anginal drugs on epicardial coronary arteries in vivo: indirect, flow-dependent, endothelium.mediated dilation and direct smooth muscle relaxation. Z Kardiol 1983;72Suppl3:98-106

108. *Kaasjager KA, van Rijn HJ, Koomans HA, Rabelink TJ.* Interactions of nifedipine with the renovascular effects of endothelin in humans. J Pharmacol Exp Ther 1995;275:306-11

109. *Kaasjager KA, Koomans HA, Rabelink TJ.* Endothelin-1-induced vasopressor responses in essential hypertension. Hypertension 1997;30:15-21

110. *Zhang X, Hintze TH.* Amlodipine releases nitric oxide from canine coronary microvessels: an unexpected mechanism of action of a calcium channel blocking agent. Circulation 1998;97:576-80

110a. *Hempel A, Lindschau C, Maasch C, Mahn M, Bychkov R, Noll T, Luft FC, Haller H.* Calcium antagonists ameliorate ischemia-induced endothelial cell Permeability by inhibiting protein kinase C. Circulation 1999; 99:2523-9

110b. *The ENCORE Investigators.* Effect of Nifedipine and Cerivastatin on Coronary Endothelial Function in Patients With Coronary Artery Disease. The ENCORE I Study (Evaluation of Nifedipine and Cerivastatin On Recovery of coronary Endothelial function). Circulation 2003 (in press)

110c. *Laufs U, Endres M, Custodis F, Gertz K, Nickenig G, Liao JK, Bohm M.* Suppression of endothelial nitric oxide production after withdrawal of statin treatment is mediated by negative feedback regulation of rho GTPase gene transcription. Circulation 2000; 102(25):3104-10

111a. *Pitt B, Byington RP, Furberg CD, Hunninghake DB, Mancini GB, Miller ME, Riley W.* Effect of amlodipine on the progression of atherosclerosis and the occurrence of clinical events. PREVENT Investigators. Circulation 2000;102(13):1503-10

111b. *Mahmarian JJ, Fenimore NL, Marks GF, Francis MJ, Morales-Ballejo H, Verani MS, Pratt CM.* Transdermal nitorglycerin patch therapy reduces the extent of exercise-induced myocardial ischemia: Results of a double-blind, placebo-controlled trial using quantitative thallium-201-tomography. J Am Coll Cardiol 1994;24: 25-32

112. *Abrams J, Elkayam U, Thadani U.* Tolerance: An historical overview. Am J Cardiol;1998:81:3A-14A

113. *Munzel T, Sayegh H, Freemann BA, Tarpey MM, Harrison DG.* Evidence for enhanced vascular superoxide anion production in nitrate tolerance. A novel mechanism underlying tolerance and cross-tolerance.J Clin Invest 1995;95:187-94

114. *Munzel T, Giaid A, Kurz S, Stewart DJ, Harrison DG.* Evidence for a role of endothelin 1 and protein kinase C in nitrogycerin tolerance. Proc Natl Acad Sci 1995;92: 5244-8

115. *Heitzer J, Just H, Brockhoff C, Meinertz T, Olschewski M, Munzel T.* Long-term nitroglycerin treatment is associated with supersensitivity to vasoconstrictors in men with stable coronary artery disease:prevention by concomitant treatment with captopril. J Am Coll Cardiol 1998; 31:83-8

116. *Watanabe H, Kakihana M, Ohtsuka S, Sugishita Y.* Randomized, double-blind, placebo controlled study of ascorbate on the preventive effects of nitrate tolerance in patients with congestive heart failure. Circulation 1998: 97:886-891

117. *Caramori PA, Adelman AG, Azevedo ER, Newton GE, Parker AB, parker JD.* Therapy with nitroglycerin increases coronary vasoconstriction in response to acetylcholine. J Am Coll Cardiol 1998;32:1969-1974

118. *Kanmasu K, Takenika T, Hayashi T, Miyatake M, Kimura A, Jamamoto T, Taniwa T, Kitayama K et al.* Increased incidence of cardial events in postmyocardial infarction patients treated with long-term oral isosorbide dinitrate. Circulation 1998;98(suppl):I637

119. *Flaherty JT.* Role of nitrates in acute myocardial infarction. In: Abrams J, Pepine D, Thadani U, eds. Medi-

cal therapy of ischemic heart disease. Boston, MA: Little Brown;,1992:309-328

120. *Fung H-L, Chung S-J, Bauer JA, Chong S, Kowaluk EA.* Biochemical mechanism of organic nitrate action. Am J Cardiol 1992;70:4B-10B.

121. *Watanabe H, Kakihana M, Ohtsuka S, Enomoto Y, Yasui K, Sugishita Y.* Platelet cyclic GMP; A potentially useful indicator to evaluate the effects of nitroglycerin and nitrate tolerance. Circulation 1993;88:29-36

122. *Watanabe H, Kakihana M, Ohtsuka S, Sugishita Y.* Randomized double-blind, placebo controlled study of the preventive effect of supplemental oral vitamin C on attenuation of development of nitrate tolerance. J Am Cardiol 1998;31:1323-1329

123. *Jugdutt BI.* Nitrates and left ventricular remodeling. Am J Cardiol 1998;81:57A-67A

124. *ISIS-4 (Fourth International Study of Infarct Survival) Collaborative group ISIS-4.* A randomized factorial trial assessing early oral captopril; oral monomitrate and intravenous magnesium sulphate in 58 050 patients with suspected myocardial infarction. Lancet 1995;345:669-685

125. *Gruppo italiano per lo studio della sopravivenza nell`infarcto miocardico.* GISSI-3 effects of lisinopril and transdermal trinitate singly and together on 6-week mortality and ventricular function after acute myocardial infarction. Lancet 1994;343:1115-1122

125a. *Lieberman EH, Gerhard MD, Uehata A, Walsh BW, Selwyn AP, Ganz P, Yeung AC, Creager MA.* Estrogen improves endothelium-dependent, flow-mediated vasodilation in postmenopausal women. Ann Intern Med 1994; 121:936-941

125b. *Reis SE, Gloth ST, Blumenthal RS, Resar JR, Zacur HA,* Gerstenblith G, Brinker JA. Ethinyl estradiol acutely attenuates abnormal coronary vasomotor responses to acetylcholine in postmenopausal women. Circulation 1994; 89: 52-60

125c. *Collins P, Rosano GM, Sarrel PM, Ulrich L, Adamopoulos S, Beale CM, McNeill JG, Poole-Wilson PA.* 17 beta-Estradiol attenuates acetylcholine-induced coronary arterial constriction in women but not men with coronary heart disease. Circulation 1995; 92: 24-30

125d. *Gilligan DM, Badar DM, Panza JA, Quyyumi AA, Cannon RO 3rd.* Acute vascular effects of estrogen in postmenopausal women. : Circulation 1994; 90: 786-91

125e. *Herrington DM, Braden GA, Williams JK, Morgan TM.* Endothelial-dependent coronary vasomotor responsiveness in postmenopausal women with and without estrogen replacement therapy. Am J Cardiol 1994; 73: 951-2

126. *Guetta V, Quyyumi AA, Prasad A, Panza JA, Waclawiw M, Cannon RO 3rd.* The role of nitric oxide in coronary vascular effects of estrogen in postmenopausal women. Circulation 1997; 96: 2795-801

126a. *Mendelsohn ME, Karas RH.* The protective effects of estrogen on the cardiovascular system. N Engl J Med 1999; 340: 1801-11

126b. *Arnal JF, Bayard F.* Alteration in endothelial estrogen receptor expression: a potential key of vasculoprotection by estrogens? Circ Res 2002; 91: 759-60

126c. *Darblade B, Pendaries C, Krust A, Dupont S, Fouque MJ, Rami J, Chambon P, Bayard F, Arnal JF.* Estradiol alters nitric oxide production in the mouse aorta through the alpha-, but not beta-, estrogen receptor. Circ Res 2002; 90: 413-9

126d. Pare G, Krust A, Karas RH, Dupont S, Aronovitz M, Chambon P, Mendelsohn ME. Estrogen receptor-alpha mediates the protective effects of estrogen against vascular injury. Circ Res 2002; 90: 1087-92

126e. *Yuan Y, Liao L, Tulis DA, Xu J.* Steroid receptor co-activator-3 is required for inhibition of neointima formation by estrogen. Circulation 2002; 105: 2653-9

127. *Sorensen KE, Dorup I, Hermann AP, Mosekilde L.* Combined hormone replacement therapy does not protect women against the age-related decline in endothelium-dependent vasomotor function. Circulation 1998; 97: 1234-8

127a. *Williams JK, Adams MR.* Estrogenes, progestins and coronary artery reactivity. Certain progestins may oppose the favorable effect of estrogen on the cardiovascular system of postmenopausal women. Nature Med 1997;3:273-4

129. *Hulley S, Grady D, Bush T, Furberg C, Herrington D, Riggs B, Vittinghoff E.* Randomized trial of estrogen plus progestin for secondary prevention of coronary heart disease in postmenopausal women. heart and estrogen/progestin replacement study (HERS) Research Group. JAMA 1998;280:605-13

129a. Risks, and benefits of estrogen plus progestin in healthy postmenopausal women: principal results from the Women's Health Initiative randomized controlled trial. JAMA. 2002; 288: 321–333.

129b. *Mosca L, Collins P, Herrington DM, Mendelsohn ME, Pasternak RC, Robertson RM, Schenck-Gustafsson K, Smith SC Jr, Taubert KA, Wenger NK.* Hormone replacement therapy and cardiovascular disease: a statement for healthcare professionals from the American Heart Association. *Circulation.* 2001; 104: 499–503

130. *Cushman M, Legault C, Barrett-Connor E, Stefanick ML, Kessler C, Judd HL, Sakkinen PA, Tracy RP.* Effect of postmenopausal hormones on inflammation-sensitive proteins: the Postmenopausal Estrogen/Progestin Interventions (PEPI) Study. Circulation 1999; 100: 717-22

130a. *Koh KK, Schenke WH, Waclawiw MA, Csako G, Cannon RO 3rd.* Statin attenuates increase in C-reactive protein during estrogen replacement therapy in postmenopausal women. Circulation 2002; 105: 1531-3

130b. *Herrington DM, Vittinghoff E, Lin, Fong, Harris, Hunninghake, V. Bittner, Schrott, Blumenthal, Levy R for the HERS Study Group.* Statin Therapy, Cardiovascular Events, and Total Mortality in the Heart and Estrogen/Progestin Replacement Study (HERS). Circulation, 2002; 105: 2962 - 2967.

130c. *Herrington DM; Mark A. Espeland; John R. Crouse, III; Julia Robertson; Ward A. Riley; Mary Ann McBurnie; Burke GL.* Estrogen Replacement and Brachial Artery Flow-Mediated Vasodilation in Older Women. Arterioscler Thromb Vasc Biol. 2001; 21: 1955–1961

130d. *Saitta A, Altavilla D, Cucinotta D, Morabito N, Frisina N, Corrado F, D'Anna R, Lasco A, Squadrito G, Gaudio A, Cancellieri F, Arcoraci V, Squadrito F.* Randomized, double-blind, placebo-controlled study on effects of raloxifene and hormone replacement therapy on plasma NO concentrations, endothelin-1 levels, and endothelium-dependent vasodilation in postmenopausal women. *Arterioscler Thromb Vasc Biol.* 2001; 21: 1512–1519.

131. *Ooboshi H, Toyoda K, Faraci FM, Lang ML, Heistad DD.* Improvement of relaxation in an athersoclerotic artery by gene transfer of endothelial nitric oxide synthase.Arterioscler Thromb Vasc Biol 1998;18:1152-8

132. *Channon KM, Qian H, Neplioueva V, Blazing MA, Olmez E, Shetty GA, Youngblood SA, Pawlowski J, McMahon T, Stamler JS, George SE.* In vivo gene transfer of nitric oxide synthase enhances vasomotor function in carotid arteries from normal and cholesterol-fed rabbits. Circulation 1998;98:1905-11

133. *Nakane H, Miller FJ Jr. Faraci FM, Toyoda K, Heistad DD.* Genetransfer of endothelial nitric oxide synthase reduces angiotensin II-induced endothelial dysfunction. Hypertension 2000;35:595-601

133a. *Von der Leyen HE, Gibbons GH, Morishita R, Lewis NP, Zhang L, Nakajima M, Kaneda Y, Cooke JP, Dzau VJ.* Gene therapy inhibiting neointimal vascular lesion: in vivo transfer of endothelial cell nitric oxide synthase gene. Proc Natl Acad Sci 1995;9f2

134. *Qian H, Neplonoueva V, Shetty GA, Channon KM, George SE.* Nitric oxide synthase gene therapy rapidly reduces adhesion molecule expression and inflammatory cell infiltration in carotid arteries of cholesterol-fed rabbits. Circulation 1999;99:2979-82

134a. *von der Leyen, H.E. & Dzau, V.J.* Therapeutic potential of nitric oxide synthase gene manipulation. Circulation 2001; 103: 2760-2765.

134b. *Ozaki M, Kawashima S, Yamashita T, Hirase T, Namiki M, Inoue N, Hirata K, Yasui H, Sakurai H, Yoshida Y, Masada M, Yokoyama M.* Overexpression of endothelial nitric oxide synthase accelerates atherosclerotic lesion formation in apoE-deficient mice. : J Clin Invest 2002; 110: 331-40

135. *Hingorani AD, Cross J, Kharbanda RK, Mullen MJ, Bhagat K, Taylor M, Donald AE, Palacios M, Griffin GE, Deanfield JE, MacAllister RJ, Vallance P.* Acute systemic inflammation impairs endothelium-dependent dilatation in humans. Circulation 2000; 102: 994-9

136. *Liao, JK.* Endothelial nitric oxide and vascular inflammation. in Endothelium, nitric oxide and atherosclerosis – From basic mechanisms to clinical implications. Edited by Panza JA and Cannon RO III. Futura publishing Company.

Nicht-invasive Früherfassung der Endotheldysfunktion

15. Nicht-invasive Früherfassung der Endotheldysfunktion

Die endotheliale Dysfunktion im Sinne einer reduzierten Endothel-abhängigen Vasodilatation geht strukturellen Gefäßveränderungen wie der manifesten Arteriosklerose voraus, ja, die **Endotheldysfunktion wird als eine essentielle initiale Schädigung angesehen, die zur Entstehung der Arteriosklerose beiträgt.** Der Entwicklung der Arteriosklerose von epikardialen Koronararterien kommt hier natürlich eine besondere Bedeutung zu.

> Die Früherkennung und damit früher Einsatz wirksamer Präventivmaßnahmen der koronaren Herzerkrankung hat eine enorme gesundheitspolitische Dimension.

Während die Bestimmung der Endotheldysfunktion der Koronararterien somit von großem klinischen Interesse ist, erfordert die Bewertung der Endothelfunktion im koronaren Blutkreislauf eine Herzkatheteruntersuchung und interventionelle Techniken wie intrakoronare Doppler-Flußmessungen. Der **invasive Charakter der koronaren Funktionsuntersuchung** verbietet jedoch, diese Methode in größerem Umfang außerhalb einer klinisch indizierten Koronarangiographie einzusetzen.

> In Bezug auf die Frage, inwieweit Risikofaktoren zu einer Endotheldysfunktion geführt haben, ist es daher wünschenswert, zur Erfassung einer endothelialen Dysfunktion weniger invasive Untersuchungsverfahren einzusetzen im Sinne einer frühen Erfassung von funktionellen Gefäßschädigungen, die strukturellen Schäden vorausgehen.

Wie in diesem Buch für eine Reihe von Risikofaktoren und Erkrankungen dargestellt, kann die Erfassung der Endothel-abhängigen Vasodilatation auch weniger invasiv an peripheren Leitungsgefäßen und Widerstandsgefäßen, insbesondere am Unterarm durchgeführt werden. Unter diesem Blickwinkel einer breiten Anwendungsmöglichkeit als Screeningverfahren wurde von Deanfield et al. eine völlig nicht-invasive Erfassung der Fluß-abhängigen Dilatation vorgeschlagen und in vielen Untersuchungen von dieser Arbeitsgruppe und einer Reihe von Labors weltweit evaluiert (1). Eine reaktive Hyperämie durch Lösen einer Blutdruckmanschette am Arm nach mehreren Minuten Okklusion führt zu einer Fluß-abhängigen, weitgehend **endothelvermittelten Vasodilatation der A. brachialis** (2), die sich durch hochauflösende Ultraschallmethoden nachweisen läßt. Hierbei wird die Gefäßdilatation der Arteria brachialis oder auch der Arteria radialis entweder mit einem konventionellem 7,5-MHz-Ultraschallsystem oder einem speziell entwickelten 10 MHz Schallkopf aufgezeichnet. Die **Endothel-unabhängige Vasodilatation** wird durch die orale Gabe von Nitroglycerin geprüft. Die Auflösung der konventionellen Ultraschalltechnik von ca. 0,1 mm schränkt natürlich die präzise Erfassung des Gefäßdurchmessers ein. Auch bedarf diese Methode zweifellos einiger Erfahrung und Standardisierung. Eine Verbesserung der Durchmesserquantifizierung gelingt mit Hilfe eines hochauflösenden 10-MHz-A-mode- Ultraschall-tracking-Device, das eine Meßpräzision von ± 2,5 µm unter Nutzung einer "oversampling"-Meßtechnik mit Online-Erfassung von systolischen und diastolischen Diametern zuläßt (3,4).

Eine Vielzahl von Unterarmstudien zur Fluß-abhängigen Dilatationsfähigkeit der A. brachialis zeigte eine **verminderte Endothelfunktion bei Vorliegen von Risikofaktoren** für eine koronare Herzkrankheit bzw. manifesten Läsionen im Koronarsystem (1,5,6).

> Die bisherigen Untersuchungen haben gezeigt, daß Risikofaktoren wie
> - Hypercholesterinämie
> - Diabetes oder
> - Hypertonie
>
> zu einer generalisierten Endotheldysfunktion im gesamten Gefäßsystem führen, während sich eine manifeste Arteriosklerose in der Regel nur in bestimmten Organen wie Gehirn, Herz und Beinarterien entwickelt (und zwar vorwiegend segmental nur in Leitungsgefäßen).

Insofern stellte sich die Frage, inwieweit die Erfassung der Endothelfunktion in peripheren Gefäßen wirklich die Verhältnisse im Koronarsystem widerspiegeln kann.

> Es gibt jedoch übereinstimmende Beobachtungen, daß ein Zusammenhang zwischen der Endothel-abhängigen Vasodilatation von Koronararterien und dem nichtinvasiven Nachweis einer Fluß-abhängigen Vasodilatation der A. brachialis besteht (7).

So wurden bei 50 Patienten invasiv die epikardialen Koronardiameter vor und nach intrakoronarer Gabe von Acetylcholin gemessen sowie die mittels intrakoronarem Dopplerkatheter ermittelte Blutflußregulation. Die endothelvermittelte, Fluß-abhängige Vasodilatation wurde durch reaktive Hyperämie an der Arteria brachialis mittels konventionellem Ultraschall gemessen. Dabei konnte eine **signifikante Korrelation zwischen der endothelvermittelten Gefäßdilatation an den Koronararterien und der Arteria brachialis** festgestellt werden - und dies, obwohl unterschiedliche Stimuli für die Freisetzung von NO genutzt wurden (Flußsteigerung am Unterarm, Acetylcholin im Koronargefäß). Dennoch lag die Sensitivität zur Erkennung einer koronaren Endotheldysfunktion in dieser Studie nur bei 49 % (7). Eine japanische Gruppe zeigte in der Folge, daß diese Korrelation enger ausfällt, wenn peripher und intrakoronar eine Blutflußsteigerung als Stimulus für die NO-Freisetzung verwendet wird (8). Es gibt auch Hinweise, daß die periphere Endothelfunktion mit der Morphologie der Herzkranzgefäße in Beziehung steht (9, 10), wobei zudem eine inverse Korrelation zwischen der Intima-Media-Dicke der Arteria carotis communis und der Verminderung der Fluß-abhängigen, Endothelvermittelten Vasodilatation in der Arteria brachialis berichtet wurde (11, 11a). Eine Reihe von Arbeiten konnte im Prinzip bestätigen, daß eine Korrelation zwischen Endothelfunktion an der A. brachialis und der in Koronararterien besteht (9,12,13). Die nichtinvasive Methode der Erfassung der Fluß-abhängigen Vasodilatation scheint somit geeignet, eine Erfassung der endothelvermittelten Vasomotorik zu ermöglichen. Es gibt erste Hinweise, daß diese Methode auch prognostische Aussagen, insbesondere zum zukünftigen Risiko von koronaren Ereignissen zuläßt (14, 14a). Diese Fragestellung wird z.Z. an der Framingham Population, also an einem großen Kollektiv, prospektiv untersucht.

> Falls sich die Ergebnisse von Pilotstudien bestätigen, wäre aufgrund des nichtinvasiven Charakters mit dieser Methode ein ideales Screening-Verfahren verfügbar, das über die Erfassung von Risikofaktoren hinaus, das individuelle Ausmaß der Gefäßschädigung mit Aussagen für die kardiovaskuläre Prognose abschätzen könnte.

Die Bestimmung der Fluß-abhängigen Vasodilatation der A. brachialis analysiert allerdings nur die endothelial vermittelte Vasoreaktivität von Leitungsgefäßen, nicht jedoch den Einfluß der Endothelfunktion auf die Blutflußregulation. Zur Beurteilung der Regulation der peripheren Widerstandsgefäße und damit der Gefäße, die den Blutfluß großenteils kontrollieren, kann die **Venenverschlußplethysmographie am Unterarm** eingesetzt werden. Dabei ist jedoch zur Prüfung der Endothel-abhängigen Vasodilatation die arterielle Applikation von vasoaktiven Medikamenten und somit eine arterielle Punktion der Arteria brachialis notwendig. Die Methode hat weitere Einschränkungen, insbesondere eine Reihe von Störeinflüssen, wie Veränderung des arteriellen Blutdrucks oder Sympathikusaktivierung während der Untersuchung. Zwar können diese Störeinflüsse durch eine Flußmessung an beiden Unterarmen ausgeglichen werden. Dies kompliziert jedoch das Verfahren erheblich. Auch sollte direkt nach der arteriellen Punktion eine 15- bis 30-minütige Ruhephase eingehalten werden, um mögliche Verfälschungen des basalen Unterarmflusses durch die Punktion auszugleichen. Die Überprüfung der peripheren Endothelfunktion mittels der Plethysmographie ist zwar weniger aufwendig und belastend als eine Herzkatheteruntersuchung, aber aufgrund der genannten Limitationen ebenfalls nicht für eine breite Anwendung im Sinne eines Screening-Verfahrens an großen Populationen geeignet. Diese Methode ist allerdings geeignet, pathophysiologische Fragestellungen an gut definierten Patientengruppen zu untersuchen. Dementsprechend konnten zahlreiche Untersuchungen mit dieser Methode zeigen (analog zu Studien zur Fluß-abhängigen Vasodilatation), daß Risikofaktoren für die koronare Herzkrankheit mit Störungen der

Blutflußregulation im Unterarm einhergehen (15-18). Auch zeigte sich in einigen Studien eine prognostische Bedeutung der Einschränkung der Acetylcholin-stimulierten Vasodilatation am Unterarm im Hinblick auf das Auftreten klinischer Ereignisse bei Patienten mit koronarer Herzerkrankung oder Hypertonie (18a,b).

Die Interpretation einer Fluß-abhängigen, endothelvermittelten Vasodilatation an der A. brachialis im individuellen Einzelfall ist bislang noch nicht ganz unproblematisch, da es **sehr viele Faktoren gibt, welche diese Funktion des Endothels beeinflussen können**. So dilatiert ein großes Gefäß unter gleichen Voraussetzungen weniger als ein kleines, und es bedürfte einer komplizierten Korrekturformel (19). Diese Korrektur ist bislang in ihrer Bedeutung nicht prospektiv untersucht. Auch das **Alter eines Patienten** beeinflußt *per se* das Ausmaß der Vasodilatation, und zwar bei Frau und Mann in unterschiedlicher Weise. Während die Fluß-abhängige Vasodilatation bei Männern etwa ab dem 40. Lebensjahr sukzessive abnimmt, bleibt sie bei Frauen noch etwa bis zur Menopause weitgehend erhalten (20). Der **Zyklus der Frau** beeinflußt ebenfalls die periphere Endothelfunktion. So zeigten Frauen bei hohen Östrogenspiegeln in der Follikel- und Lutealphase, nicht aber während der Menstruation, eine höhere Fluß-abhängige Vasodilatation verglichen mit gleichaltrigen Männern (20). Unklar ist auch, inwieweit eine laufende vasoaktive Medikation die Interpretation einer Fluß-abhängigen Vasodilatation im individuellen Falle erlaubt, beispielsweise bei gleichzeitige Einnahme von Antioxidantien, Hormonen oder ACE-Hemmern. An einer Standardisierung wird allerdings zur Zeit gearbeitet. Die zukünftige Bedeutung aller Endothelfunktionstests wird jedoch entscheidend davon abhängen, ob in großen prospektiven Studien gezeigt werden kann, daß eine Verbesserung der Endothelfunktion auch mit einer Verbesserung der klinischen Symptomatik und/oder der Prognose der Patienten einher geht.

Die frühzeitige Erfassung von Patienten mit erhöhtem koronarem Risiko könnte jedoch möglicherweise wichtige Kriterien für eine selektivpräventiven Einsatz von Medikamenten ermöglichen (☞ Kapitel 14. Therapie).

15.1. Literatur

1. *Celermajer DS, Sorensen KE, Gooch VM et al.* Non-invasive dectection of endothelial dysfunction in children and adults at risk for atherosclerosis. Lancet 1992;340:1111-5

2. *Laurent S, Lacolley P, Brunel P et al.* Flow-dependent vasodilation of brachial artery in essential hypertension. Am J Physiol 1990;258:H1004-111

3. *Tardy Y, Meister JJ, Perret F et al.* Non-invasive estimate of the mechanical properties of peripheral arteries from ultrasonic and photoplethysmographic measurements. Clin Phys. Physiol Meas 1991;12:39-54

4. *Hornig B, Maier V, Drexler H.* Physical training improves endothelial function in patients with chronic heart failure. Circulation 88:55-861, 1996

5. *Plotnick GD, Corretti MC, Vogel RA et al.* Effect of antioxidant vitamins on the transient impairment of endothelium-dependent brachial artery vasoactivity following a single high-fat meal. JAMA 1997;278:1682-86

6. *Clarkson P, Celermajer DS, Donald AE et al.* Impaired vascular reactivity in insulin-dependent diabetes mellitus is related to disease duration and low density lipoprotein cholesterol levels. J Am Coll Cardiol 1996;28:573-579

7. *Anderson TJ, Uehata A, Gerhard MD.* Close relation of endothelial function in the human coronary and peripheral circulation. J Am Coll Cardiol 1995;26:1235-41

8. *Takase B, Uehata A, Akima T et al.* Endothelium-dependent flow-mediated vasodilation in coronary and brachial arteries in suspected coronary artery disease. Am J Cardiol 1998;82:1535-9

9. *Neunteufl T, Katzenschlager R, Hassan A et al.* Systemic endothelial dysfunction is related to the extent and severity of coronary artery disease. Atherosclerosis 1997;129:111-8

10. *Schröder S, Enderle MD, Meisner C et al.* The ultrasonic measurement of the endothelial function of the brachial artery in suspected coronary heart disease. Dtsch Med Wochenschr 1999;124:886-90

11. *Enderle MD, Schroeder S, Ossen R et al.* Comparison of peripheral endothelial dysfunction and intima media thickness in patients with suspected coronary artery disease. Heart 1998;80:349-54

11a. *Ghiadoni L, Taddei S, Virdis A, Sudano I, Di Legge V, Meola M, Di Venanzio L, Salvetti A.* Endothelial function

> Die potentielle Bedeutung dieses Verfahrens liegt also in einer nichtinvasiven Risikostratifizierung, nicht dagegen in einer Erkennung von hämodynamisch relevanten Koronarstenosen, d.h. nicht-invasive Ischämiediagnostik wie die Ergometrie, Szintigraphie oder Dobutamin-Echokardiographie werden nicht ersetzt.

and common carotid artery wall thickening in patients with essential hypertension. Hypertension 1998; 32: 25-32

12. *Lieberman EH, Gerhard MD, Uehata A.* Flow-induced vasodilatation of the human brachial artery is impaired in patients <40 years of age with coronary artery disease. Am J Cardiol 1996;78:1210-4

13. *Hirono O, Kubota J, Shiga R et al.* Impaired hyperemic response of forearm vessels in patients with coronary artery disease. A non-invasive evaluation. Jpn Heart J 1996; 37:837-46

14. *Neunteufl T, Heher S, Katzenschlager R, Wolfl G, Kostner K, Maurer G, Weidinger F.* Late prognostic value of flow-mediated dilation in the brachial artery of patients with chest pain. Am J Cardiol 2000; 86: 207-10

14a. *Gokce N, Keaney JF Jr, Hunter LM, Watkins MT, Menzoian JO, Vita JA.* Risk stratification for postoperative cardiovascular events via noninvasive assessment of endothelial function: a prospective study. Circulation 2002; 105: 1567-72

15. *Creager MA, Gallagher SJ, Girerd XJ et al.* L-arginine improves endothelium-dependent vasodilatation in hypercholesterolemic humans. J Clin Invest 1992;90:1248-53

16. *Heitzer T, Just H, Münzel T.* Antioxidant vitamin C improves endothelial dysfunction in chronic smokers. Circulation 1996;94:6-9

17. *Heitzer T, Yla-Herttuala S, Luoma J et al.* Cigarette smoking potentiates endothelial dysfunction of forearm resistance vessels in patients with hypercholsterolemia. Role of oxidized LDL. Circulation 1996;93:1346-1353

18. *Creager MA, Cooke JP, Mendelsohn ME et al.* Impaired vasodilation of forearm resistance vessels in hypercholesterolemia humans. J Clin Invest 1990;86:228-234

18a. *Perticone F, Ceravolo R, Pujia A, Ventura G, Iacopino S, Scozzafava A, Ferraro A, Chello M, Mastroroberto P, Verdecchia P, Schillaci G.* Prognostic significance of endothelial dysfunction in hypertensive patients. Circulation. 2001;104:191-6.

18b. *Heitzer T, Schlinzig T, Krohn K, Meinertz T, Munzel T.* Endothelial dysfunction, oxidative stress, and risk of cardiovascular events in patients with coronary artery disease. Circulation 2001; 104: 2673-8

19. *Celermajer DS, Sorensen KE, Spiegelhalter DJ et al.* Aging is associated with endothelial dysfunction in healthy men years before the age-related decline in women. J Am Coll Cardiol 1994;24:471-6

20. *Hashimoto M, Akishita M, Eto M.* Modulation of endothelium-dependent flow-mediated dilatation of the brachial artery by sex and menstrual cycle. Circulation 1995;92:3431-5

Index

A

ACE 112
ACE-Hemmer 74, 107
   bei Syndrom X 89
   bei Hypercholesterinämie 60
   Langzeittherapie 107
   und koronare Herzkrankheit 108
Acetylcholin
   und NO-Freisetzung 19
   und Herzinsuffizienz 92
   und Rauchen 52
   Wirkung auf Koronararterien 19
Adhäsionsmoleküle 26, 38
   Expression von 27
   Inhibitoren der 27
Amlodipin 116
Angina pectoris 86
Angiotensin I 107
Angiotensin II 20, 107
Angiotensin-Converting-Enzym 20
Antioxidantien 113
ARBITER-Studie 106
Arginin-Analoga 18
Arteriosklerose 40
AT₁-Rezeptor-Antagonisten 48, 110
   bei Hypercholesterinämie 60
Atorvastatin 42, 106
AVERT-Studie 42, 106, 119

B

BANFF-Studie 110
Blut-Hirn-Schranke 28
Botenstoffe, intrazelluläre 26
Bradykinin 20, 21, 108
Bradykinin 107

C

Ca-Antagonisten 116
CARE-Studie 106
cGMP 15
Cholestyramin 59
cold pressure test 73

D

Diabetes mellitus 66
   Endotheldysfunktion bei 66
   Inaktivierung von NO 67
Diltiazem 117
Dimethylarginin, asymmetrisches 19

E

EDHF 21
EDRF 12
Einwanderung von Leukozyten 26
Enalapril 108
ENCORE I-Studie 117

Endothel
   bei Herzinsuffizienz 92
   und Blutgerinnung 29
   Homöostase der Gefäßwand 26
   Regulation des Gefäßtonus 18
   und Zelladhäsion 26
Endothel-derived hyperpolarization factor 21
Endothel-derived relaxing factor 12
Endotheldysfunktion 34
   bei Diabetes 66
   Früherfassung 130
   bei Herzinsuffizienz 93
   und Homozystein 82
   und Hypercholesterinämie 56
   und koronare Herzkrankheit 72
   und koronarer Blutfluß 40
   Mechanismen 38, 78
   molekulare Mechanismen 46, 47
   und Rauchen 53
   Therapieansätze 102
   und TNFalpha 94
Endothelfunktion
   unter ACE-Hemmern 107
   Aktivität der Superoxiddismutase 114
   unter Hyperglykämie 66
   Therapiekonzepte zur Verbesserung 102
Endothelin 20
   und Hypertonie 47
Endothelin-System 20
Endothelzelladhäsion 26
Endothelzelle 21
   Funktionen 28
Entzündungsprozesse und NO 15
ET-1 47

F

Fibrinolyse 29, 109
Folsäure 60
Furchgott-Experiment 13

G

Gefäßtonus 18, 20
   Regulation 20
Gentherapie 119
Gesamt-Cholesterin 56
Guanylatzyklase 15

H

HDL-Cholesterin 57
Heart Protection-Studie 106
Herzinsuffizienz, chronische 92
   Abnormalitäten der glatten Muskulatur bei 96
   körperliches Training bei 111
Herzkrankheit, koronare 72
   Koronararterien bei 73
HMG-CoA-Reduktase-Inhibitoren 60
Homozystein 82
   Stoffwechsel 82
   und Radikalentstehung 83

Stichwortregister

HOPE-Studie 107, 115
Hypercholesterinämie 56
    körperliches Training bei 111
    lipidsenkende Therapie 103
    Therapie 59
Hyperglykämie 66
Hyperhomozysteinämie 82
    Pathomechanismen der Endothelschädigung 82
    Therapie 83
Hypertonie, arterielle 46
    körperliches Training bei 111
    und NO 46

I

ICAMs 26
intercellular adhesion molecule 1 38
Intima/Media-Dicke 106

K

Koronarangiographie 86
Koronararterien 56, 72
    gesunde bei Angina pectoris 86
    verminderte NO-Verfügbarkeit 74

L

L-Arginin 14, 112, 113, 115
    bei Herzinsuffizienz 95
    und Thrombozytenaggregation 39
L-Arginin-/NO-System, endotheliales 15
L-Arginin-Paradox 112
LDL-Cholesterin 57
    bei Rauchern 52
    bei Syndrom X 89
    globales 57
    oxidiertes 57
    und Statine 60
Lipidsenkung 103
L-NMMA 18, 93
Losartan 110

M

Matrixproteine 29
MCP-1 38
Mikroalbuminurie 28
    bei Diabetes 66
monocyte chemoattractant protein 1 38

N

Natrium-Nitroprussid 52
NG-NG-Dimethyl-L-Arginin 19
Nifedipin 117
Nitrattoleranz 117
Nitrovasodilatatoren 117
NO
    und ACE 107
    antiatherosklerotische Effekte 38
    und Diabetes 66
    Funktionen 14
    und Herzinsuffizienz 92
    und Hyperhomozysteinämie 82
    und Hypertonie 46
    Inaktivierung 57
    und koronare Herzkrankheit 72
    als Neurotransmitter 14
    und Radikale 102
    bei Rauchern 52
    und Syndrom X 88
    Syntheseschritte 13
    und Thrombozyten 19
    Wirkmechanismen 15
NO-Aktivität 34
NO-Freisetzung 19
    basale 22
    bei Diabetes 66
    bei Herzinsuffizienz 93
    bei Hypertonie 46
    bei KHK 73
    unter Bradykinin 97
    Vorgänge bei 21
NOS 13
    I 13
    II 13
    III 13
NO-Synthase 13
    endotheliale 34
    induzierbare 20
NO-Synthese
    bei Herzinsuffizienz 93
    verminderte bei Hypercholesterinämie 58
NO-Verfügbarkeit 34
    biologische 34

O

Östrogene 118

P

Permeabilität der Gefäßwand 27
Plaqueruptur 27
Plaquestabilisierung 27
Plasminogen 109
Plasminogen-Aktivatoren 109
Pravastatin 60, 106
PREVENT-Studie 117
Probucol 60, 114
Progenitorzellen 104
Prostaglandine 20
Prostazyklin 19, 20

Q

Quinapril 89, 108, 110

R

Radikalbildung bei chronischer Herzinsuffizienz 94
Radikale 34
Ramipril 108
Rauchen 52
    und Endotheldysfunktion 52
Renin-Angiotensin-System
    Hemmung des 107
    bei Herzinsuffizienz 95
    und Hypercholesterinämie 60
Risikofaktoren, kardiovaskuläre 38

S

Schock, septischer 15
SEARCH-Studie 83

Selektine 26
Signaltransduktionswege, proarteriosklerotische 35
Simvastatin 60
small vessel disease 86
Spironolacton 102
Statine 59
   bei Hypercholesterinämie 60
   und koronare Endothelfunktion 104
Stress, oxidativer 34, 113
   bei Hypertonie 47
ST-Veränderungen 86
Substanzen, vasoaktive 30
Superoxid-Anionen 83
Superoxid-Dismutase 58, 114
Syndrom X 86
   klinische Relevanz 88
   Untersuchungen 86

T

Tetrahydrobiopterin 59, 115
Thrombose 29, 109
Thrombozytenaggregation 19
tight junctions 28
TNF-α 94
t-PA 109
Training, körperliches 111
Trainingseffekt 111
TREND-Studie 103, 107
Tumor-Nekrose-Faktor α 94
Typ 1-Diabetiker und Endothelfunktion 66
Typ 2-Diabetiker und Endothelfunktion 66

V

vascular cell adhesion molecule 1 38
Vasodilatation 47
   Acetylcholin-induzierte 47
   Einfluß von ACE-Hemmern 107
   Endothel-abhängige 48
   bei manifester koronarer Herzkrankheit 72
   und Hypercholesterinämie 56
VCAM-I 26
Verapamil 117
Vitamin C
   bei Diabetes 68
   Effekte bei Herz-Kreislauferkrankungen 113
   bei Herzinsuffizienz 94
   und Homozystein 82
   bei Hypertonie 47
   bei Hypercholesterinämie 57
   bei Rauchern 53
Vitamin E 114, 115
   Effekte bei Herz-Kreislauferkrankungen 114

W

Wasserstoffperoxid 83
WOSCOP-Studie 106, 119

Z

Zelladhäsion 26

Klinische Lehrbuchreihe
...Kompetenz und Didaktik!

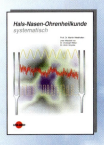
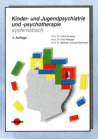
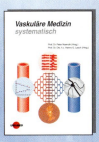
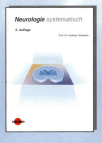
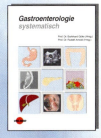
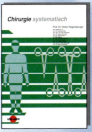
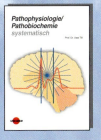
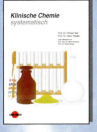
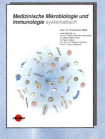
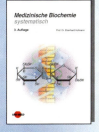
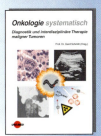
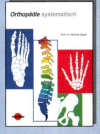
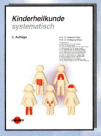
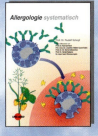
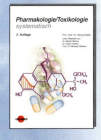
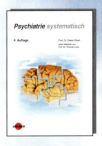
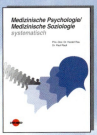
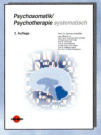
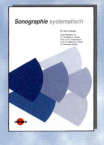
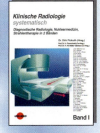
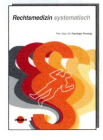
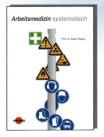
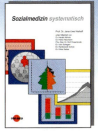
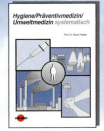
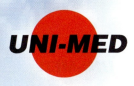

UNI-MED

Fachliteratur über Kardiologie von UNI-MED...

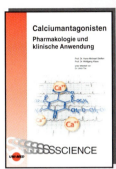
1. Aufl. 2002, 128 S.

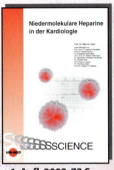
1. Aufl. 2002, 72 S.

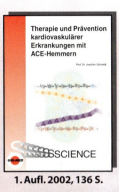
1. Aufl. 2002, 136 S.

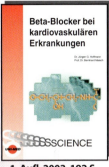
1. Aufl. 2002, 192 S.

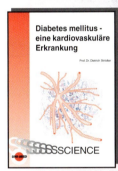
1. Aufl. 2002, 224 S.

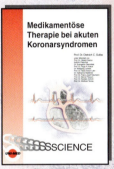
1. Aufl. 2002, 96 S.

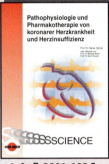
1. Aufl. 2001, 108 S.

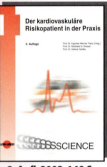
2. Aufl. 2003, 140 S.

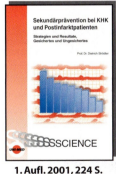
1. Aufl. 2001, 224 S.

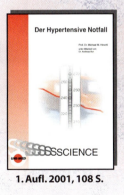
1. Aufl. 2001, 108 S.

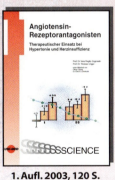
1. Aufl. 2003, 120 S.

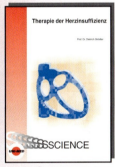
1. Aufl. 2000, 144 S.

...immer im richtigen Rhythmus!

Und alle Details zu unseren Büchern
aktuell unter www.uni-med.de

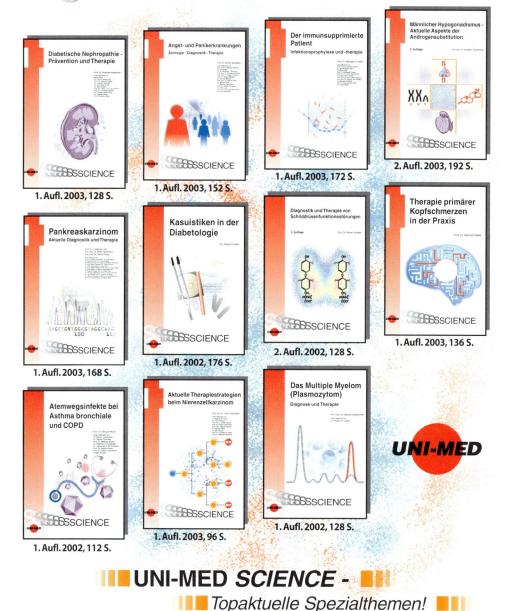